건강한 잠을 위하여

−당신의 수면을 이해하고 개선하기 위한 지침서−

Translated from the English Language edition of Let's Talk about Sleep: A Guide to Understanding and Improving Your Slumber, by Daniel A. Barone and Lawrence A. Armour, originally published by Rowman & Littlefield Publishers, an imprint of The Rowman & Littlefield Publishing Group, Inc., Lanham, MD, USA. Copyright ⓒ 2018. Translated into and published in the Korean language by arrangement with Rowman & Littlefield Publishing Group, Inc. All rights reserved.

No part of this book may be reproduced or transmitted in any form or by any means electronic or mechanical including photocopying, reprinting, or on any information storage or retrieval system, without permission in writing from Rowman & Littlefield Publishing Group

Korean language edition ⓒ 2019 by Dasan Publishing
Korean translation rights arranged with Rowman & Littlefield Publishing Group through EntersKorea Co., Ltd., Seoul, Korea.

이 책의 한국어판 저작권은 (주)엔터스코리아를
통한 저작권사와의 독점 계약으로 다산출판사가 소유합니다.
저작권법에 의하여 한국 내에서 보호를 받는 저작물이므로
무단전재와 무단복제를 금합니다.

건강한 잠을 위하여
−당신의 수면을 이해하고 개선하기 위한 지침서−

다니엘 배론(Daniel A. Barone) · 로렌스 아머(Lawrence A. Armour) 저
최경은 역

다산출판사

| 차 례 |

■ 들어가는 글   7

CHAPTER 01	수면장애가 있습니까?	13
CHAPTER 02	뇌, 자는 동안 무슨 일이 일어나는가?	23
CHAPTER 03	새로운 환자	33
CHAPTER 04	불면증	51
CHAPTER 05	자연에서 온 그대로	79
CHAPTER 06	폐쇄성 수면무호흡증	87
CHAPTER 07	수면 중 기타 호흡 장애	115
CHAPTER 08	밤의 움직임, 파트 Ⅰ: 다리	129
CHAPTER 09	밤의 움직임, 파트 Ⅱ: 사건수면	145
CHAPTER 10	기면증 : 과다 졸음	161
CHAPTER 11	망가진 체내 시계	179
CHAPTER 12	수면과 기술	195
CHAPTER 13	꿈	201

■ 맺는 글   215

■ 감사의 글   217

■ 용어해설   221

| 들어가는 글 |

햄릿은 유명한 독백인 "사느냐 죽느냐"에서 잠에 대해 언급하는데, 정확히 말해 "잠이 들면, 꿈을 꾸겠지."라는 대사를 합니다. 그런데 셰익스피어가 잠이라는 주제에 대해 숙고하고 잠이 어떻게 우리의 뇌, 마음, 몸, 그리고 영혼에 영향을 미치는지 깊게 탐구한 최초의 사람은 아니었습니다.

몇 명 더 거론하자면 성경의 저자들, 고대 이집트인들, 소크라테스, 플라톤과 아리스토텔레스도 이 주제에 관심을 가졌습니다. 그들은 수면에 대해 흥미진진하게 이야기할 것들이 많았습니다. 놀라운 것은 초기 사회가 적절한 수면에 대해 생각했던 것 중 많은 부분이 오늘날 우리가 수면 및 수면장애에 대해 알고 있는 것과 실제로 연관이 있다는 점입니다.

예를 들어 고대 그리스에서는 잠과 죽음을 가까운 친척으로 생각했습니다. 호메로스(Homeros)의 유명한 작품 『일리아드(*The Iliad*)』에는 쌍둥이 형제인 히프노스(Hypnos)와 타나토스(Thanatos)가 나오는데, 히프노스는 잠의 신, 타나토스는 죽음의 신으로 묘사되었습니다. 이 신들의 묘사를 통해 우리는 고대 그리스인들이 잠과 죽음에 대해 어떻게 생각했는지 알 수가 있어요(일례로 타나토스의 칼은 영혼이 죽을 때 육체와 분리된다는 믿음을 상징하지요.). 히프노스는 종종 양귀비(수면을 유도하는 것으로 알려져 있음) 들판에서 그리스 의학계 신들과 함께 편안히 누워 있는 모습으로 묘사되었으며, 영혼의 위로자로 간주되었습니다. 오늘날 우리는 건강한 수면이 몸과 마음에 미치는 영향을 알고 있지요. 고대 그리스의 히프노스 묘사를 보면 그들 또한 이 점을 잘 알고 있었던 것이 분명합니다.

과거 사회가 수면에 대한 진정한 지혜를 가지고 있었다는 것을 알 수 있는 많은 방법 중 또 다른 예는 이슬람 전통에서 찾아볼 수 있습니다. 예언자 마호메트(Muhammad)는 자신의 추종자들에게 올바르게 살 수 있는 방법에 대해 간략하게 설명했는데, 여기에는 잠자는 방법에 대한 조언도 포함되어 있었어요. 그 가운데에는 "오른쪽으로 누워라."는 것이 있었습니다. 마호메트나 그의 추종자들 중 누군가가 실제로 폐쇄성 수면무호흡증(obstructive sleep apnea)을 앓았는지 여부는 알 수 없지만, 그의 제안이 실제로 수면장애를 완화하는 데 효과가 있다는 것이 밝혀졌습니다. 나중에 자세히 알아보겠지만 폐쇄성 수면무호흡증이란 자는 동안 반복적으로 호흡 중지가 일어나는 흔한 질환이에요. 일반적으로 호흡의 중지는 혀나 연조직이 목구멍 뒤쪽으로 떨어지면서 일어납니다. 옆으로 자면 폐쇄성 수면무호흡증을 약화시키거나 없앨 수 있을 뿐만 아니라 사람의 목(베개에 머리를 받치고 있는)과 척추에 가장 중립적인 자세를 취할 수 있습니다.

우리는 모두 불면증에 대해 들어본 적이 있을 겁니다. 어쩌면 경험해 본 적이 있을지도 모르지요. 불면증이란 잠드는 것이 어렵거나, 잠든 상태를 유지하는 것이 어렵고, 또는 원기를 회복시키지 못하는 잠을 자는 것으로 정의됩니다. 나중에 살펴보겠지만 수면의 질을 개선하고 잠재적으로 불면증을 치료하는 방법들 중 하나가 적절한 수면위생이에요. 수면위생이란 올바르게 수행하면 건강한 수면에 도움이 되는 일련의 습관이에요. 그중 일부가 날마다 자고 일어나는 시간을 일정하게 지키는 것입니다. 구약성서(시편 57: 9, 108: 3)에는 적절한 수면시간이 암시되어 있습니다. "깨어나라, 오, 나의 영혼아. 깨어나라. 비파야, 수금아! 내가 새벽을 깨우리로다." 이 구절은 매일 같은 시간에 일어나야 하며 늦잠을 자서는 안 된다는 뜻을 함축하고 있습니다. 마찬가지로 탈무드에서는 침실의 환경을 어둡게 만들라고 제안합니다. 시원하고 어두운 침실은 좋은 수면위생의 또 다른 일부이며 불면증에 대한 효율적인 대책이 될 수 있어요.

마지막으로 고대 중국인들은 병을 진단하는 데 맥박을 중요한 도구로 삼았습니다. 맥박은 황제(Huang Ti, 기원전 698~598)가 쓴 내과의 고전, 『황제내경(Nei Ching)』에 처음 언급되었는데 황제는 이것이 음(질병)과 양(건강) 사이의 상호작용을 반영한다고 여겼습니다. 고대 중국 의사들은 환자 맥박의 음량, 강약, 규칙성 및 정지로 질병의 상태를 판단했습니다. 오늘날 연구원들 역시 심장 박동의 변동(제가 하는 연구의 한 분야임)을 건강을 측정하는 척도로 삼지요. 오늘날의 인식과 고대 중국인들이 지녔던 심장에 대한 전통적인 의식이 일치한다는 점은 매우 흥미롭습니다. 고대 중국인들은 심장을 '의식의 본거지'라고 언급했고, 불면증에 중요한 역할을 한다고 기록했어요. 우리는 오늘날 만성적인 불면증을 겪는 사람들이 심장과 연관된 질병에 걸릴 가능성에 더 크게 노출되어 있다는 것을 알고 있습니다. 불면증인 사람에게서 심장 박동 변동이 측정되는 것이 그 증거입니다.

수면건강에 대한 이 초기 통찰은 논의하고 숙고해 볼 가치가 높습니다. 지금까지 보고된 많은 것들 중 단지 몇 가지만 언급해 보아도 확실히 알 수 있듯이 우리는 수면의 다양한 측면을 고찰하고 논의한 최초의 세대가 아닙니다. 요즘 수면에 관한 뉴스는 엄청난 통계 자료들과 함께 곳곳에서 쏟아져 나옵니다. 혹시 놓쳤을 수도 있으니, 여기 몇 가지만 들어보겠습니다.

- 미국국립보건원에 따르면, 5,000~7,000만 명의 미국인들이 만성적인 수면장애와 간헐적 수면장애를 겪고 있습니다.
- 성인의 30~35%가 불면증을 호소합니다.
- 미국인 25명 중 1명이 처방전이 필요한 수면제를 복용합니다.
- 미국 성인의 3분의 1 이상이 규칙적이고 충분한 수면을 취하지 못하고 있습니다.
- 수면장애는 매년 약 160억 달러의 의료비용을 차지하며, 근무일수의 누락, 생산성 저하 및 관련 요인으로 인한 간접비용이 더해집니다.

자, 이러한 통계는 잠시 잊어버리도록 합시다. 우리가 잠을 잘 때 뇌에서 어떤 일이 일어나는가는 모든 과학 분야를 통틀어 매우 흥미롭고 신비로운 질문 중 하나입니다. "다른 행성들의 환경은 어떠한가?", "별은 무엇으로 구성되었는가?" 그리고 "다른 은하계는 존재하는가?"와 같은 질문은 모두 답을 찾았죠. 그렇다면 우리는 왜 잠을 잘까요? 우리가 잠을 잘 때 무슨 일이 일어날까요? 우리는 뇌에서 무슨 일이 일어나는지 생화학적으로 알고 있고 수면 중에 뇌가 여전히 깨어 있다는 사실도 알고 있습니다. 그렇다면 마음에 대해서는 어떠한가요? 영혼에 대해서는 어떠한가요? 그리고 꿈에 대해서는 어떠한가요? 우리는 꿈에 의식의 단면이 담긴다고 믿습니다. 그렇다면 꿈이 의식에 대해 말해 주는 것은 무엇인가요?

저는 수년 동안 수면이라는 주제에 매료되어 왔습니다. 제가 이 책에서 이루고자 하는 목표는 제가 배운 것뿐 아니라 날마다 제 환자들과 나눈 이야기들 중 핵심 사항을―친근하고 읽기 쉬운 방법으로― 독자 여러분과 공유하는 것입니다. 수면에 대해 무엇을 알고 있는지, 수면에 무슨 문제가 생길 수 있는지, 수면을 바로잡기 위해 무엇을 할 수 있는지―모두가 이해할 수 있는 용어로― 논의할 것입니다. 아울러 수면장애를 겪는 사람들의 체험담과 이를 극복하기 위한 노력을 포함시켜 새로운 차원을 더할 것입니다.

이제부터 우리는 함께 수면여행을 하면서, 폐쇄성 수면무호흡증과 불면증처럼 여러분이 들어보았거나 읽었을 수도 있는 상태를 살펴볼 것입니다. 한편 있는지조차 알지 못했던 수면문제―기면증, 폭발성 머리증후군(잠이 들었다가 머릿속에서 갑자기 큰 소음이나 섬광을 경험하는 증상-역주), 하지불안증후군, 수면 성(性) 장애와 같은 수면문제― 또한 탐구해 볼 것입니다.

아울러 우리는 수면을 치료하는 인기 있는 약들에 대해, 즉 그 약이 무엇인지, 어떻게 작용하는지, 그리고 효과가 있는지 이야기할 것입니다. 이 책을 읽다 보면 이내 알게 되겠지만 저는 상황이 허락하는 한 환자들에게 자연 치료법을 우선 시도하려 합니다. 일례로 멜라토닌으로 알려진 천연 보충제가 있는데 이것은 매일 뇌에서 생성되고 요즘은 알약 형태로 섭취할 수 있는 호르몬이에요. 그리고 발레리안으로 알려진 식물의 수면 유도 특성에 대해서도 다룰 것입니다.

 분명히 여러분도 날마다 쏟아지는 신기술 및 앱 광고의 홍수 속에 살고 있을 것입니다. 우리는 이 현실에 대해서 논의하고 그러한 신기술과 앱이 수면을 촉진하는 데 정말 효과적인지 아닌지도 살펴볼 것입니다.

 책의 마무리는 꿈에 대한 고찰―꿈이 무엇을 의미하는지, 꿈에 대한 연구가 우리에게 시사하는 바는 무엇인지, 그리고 과학과 영성 둘 다 뛰어난 사람들은 꿈에 대해 무엇을 말했는지―로 맺을 것입니다.

 저자로서 이 책을 처음부터 끝까지 읽어보는 것을 권장하지만 그렇다고 무슨 과제처럼 생각할 필요는 없습니다. 여러분 자신이나 사랑하는 사람이 겪고 있는 문제와 관련된 장으로 자유롭게 건너뛰거나 이동해도 좋아요.

 저는 이 책을 쓰면서 정말 재미있었습니다. 여러분 또한 이 책에서 삶의 질을 모든 면에서 높여줄 유용한 정보를 얻고 아울러 재미있게 읽을 수 있기를 소망합니다.

―2017년, 의학박사 다니엘 A. 배론

CHAPTER
01

수면장애가 있습니까?

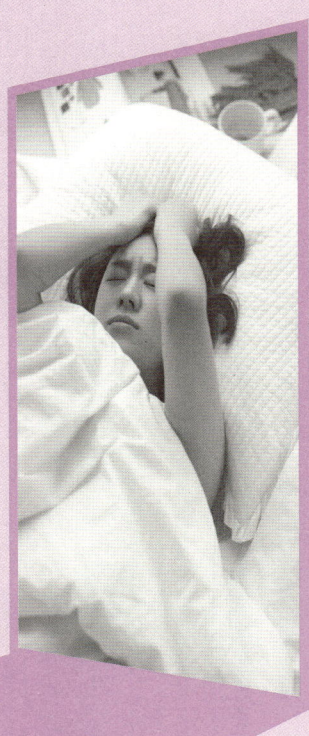

CHAPTER 01
수면장애가 있습니까?

　당신만 그런 게 아닙니다. 다행히도 나아지기 위해 당신이 할 수 있는 몇 가지 방법이 있습니다.

　수면장애는 불면증, 수면무호흡증, 분명히 들어보았을 증상, 생소한 증상 등 여러 가지 형태로 나타납니다. 간혹 이러한 문제는 24시간 사회가 도래하였다는 사실에서 발생합니다. 우리는 밤에 집으로 돌아와서 무언가 일을 합니다. 끊임없이 인터넷에 접속해 있고, 끊임없이 통화를 합니다. 잠자리에 들면서도 문제를 생각합니다. 수면을 제외한 모든 일을 하는 것이지요.

　사회적으로 우리는 선조들보다 하룻밤에 한 시간을 덜 잡니다. 별 것 아닌 것처럼 들릴 수 있지만 이는 사실 매우 중요합니다. 그 이유를 설명해 드릴게요. 보통의 성인은 매일 밤 일곱 시간에서 아홉 시간의 수면이 필요합니다. 이에 못 미칠 경우 여러분이 생각하는 대로 당장 결과가 나타납니다. 집중력 저하, 예민함, 낮 동안의 졸음이나 피로가 옵니다. 자, 어떤 사람이 일주일 내내 하루 여섯 시간만 잔다고(원래는 여덟 시간이 필요한 상황에서) 가정해 봅시다. 이렇게 일주일이 지나면 수면 '빚'이 하룻밤 수면을 취하지 않은 양만큼 늘어나게 됩니다. 이는 여러분도 짐작하다시피, 집중력이나 기분에 해로운 영향을 미칠 뿐만 아니라 건강에 지속적으로 지장을 줍니다.

수면 부족은 혈압을 높이고 노후에 심혈관 질환의 위험성을 증가시킬 수 있습니다. 2016년의 한 연구에서 확인된 바와 같이 감기에 걸릴 위험이 높아지는 것을 비롯하여 다른 악영향이 따를 수도 있습니다. 또한 수면 부족 상태는 인지적 수행력과도 연관이 있습니다. 수면이 부족한 사람들은 교통사고의 위험성이 더 높습니다. 실제로 서머 타임(daylight savings)이 시작된 다음 날은 미국에서 교통사고가 가장 많은 날입니다. 시간을 앞당기면서 수면시간을 한 시간 빼앗겨서 수면 부족 상태에 빠지기 때문입니다.

그렇다면 우리는 무엇을 할 수 있을까요? 수면의 양과 질을 떨어뜨리는 많은 원인 및 해결 방법을 이 책 전반에 걸쳐 이야기할 것입니다. 일단 그 시작으로 수면위생 수칙을 짚고 넘어가는 것이 좋겠다는 생각이 듭니다. 수면위생이란 앞에 들어가는 말에 나왔듯이, 건강한 수면에 도움이 되는 일련의 습관을 설명하기 위해 쓰는 생소한 용어입니다. 수면지침서로 이해해도 좋습니다. 수면문제를 겪지 않는 사람들에게는 올바른 수면위생이 절실하게 필요하지는 않을지 모르지만 예방 차원에서 습관화하라고 꼭 권하고 싶습니다. 물론 불면증이나 기타 만성 수면장애를 겪는 사람들에게 좋은 수면위생은 필수입니다.

- 카페인, 술, 니코틴 등 수면을 방해하는 기타 화학물질을 피하세요. 이상적으로는 이 모두를 끊어야 합니다. 만약 술을 마시고 싶다면, 저녁 식사와 함께 와인 한 잔 정도가 적당합니다. 저는 수면장애를 겪는 제 환자들에게 오후 1시 이후로는 카페인 금지, 심지어 디카페인 커피도 금지하라고 이야기합니다. 니코틴도 마찬가지입니다. 만약 완전히 끊어내지 못하겠으면, 낮에만 허용한다는 제한을 두세요.
- 침실을 수면 유도 환경으로 바꾸세요. 침실은 약간 서늘한 쪽에 있고 최대한 어둡게 하는 것이 좋습니다. 저는 암막 커튼을 추천합니다. 태양이 떠오르기 시작할 때는 햇살이 약간만 비집고 들어와도 잠에서 깰 수 있어요. 혹시 이미 깼다면 다시 잠들기란 매우 어렵지요.
- 텔레비전, 태블릿, 컴퓨터, 스마트폰, 이 밖에 모든 작업 환경이 침실 밖에 있어야 합니다. 잠자리에 들기 30분에서 60분 전에, 앞서 말한 것들을 포함한 모든 '블루라이트' 기계들을 끄세요. 블루라이트란 이 기계들이 발산하는 빛의 유형을 말합니다. 블루라이트는 우리 뇌에 멜라토닌의 생성을 멈추라는 메시지를 보냅니다. 나중에 살펴보겠지만, 멜라토닌 생성은 잠이 들게 하는 과정의 시작입니다.
- 블루라이트 문제와 관련하여, 어떤 회사들은 블루라이트를 '차단'하는 기술을 자사 기계에 도입했습니다. 이러한 기계들은 블루라이트를 사용하지 않고 (다른 색깔들을 사용함으로써) 화면 이미지를 만들어 낼 수 있습니다. 이를 뒷받침하는 과학도 의미가 있지만, 저는 제 환자들에게 항상 앞서 말한 것처럼 그냥 기

계를 모조리 끄라고 말합니다. 경험상 화면이 외부의 빛 없이도 보인다면 (다른 말로, 바탕화면이 발광한다면) 취침 전 30분에서 60분 전에 끄는 것이 낫습니다.
- 마음을 달래주는 취침 전 의식을 만드세요. 예를 들면 명상하기(이 목록 다음 부분 참조), 감미로운 음악 듣기, 잠자리에 들기 전 따뜻한 목욕 또는 스트레칭하기는 모두 효과적입니다. 아니면 엄마 말씀대로, 따뜻한 우유 한 잔을 마셔 보세요.
- 정말로 피곤할 때 잠자리에 드세요. 가끔 불면증 환자들은 잠을 보충하고자 일찍 잠자리에 드는데 안타깝지만 거의 효과가 없습니다. 차라리 진짜 피곤할 때까지 취침 시간을 늦추는 게 더 낫습니다.
- 시계만 쳐다보지 마세요. 이는 매우 중요한 사안입니다. 종종 불면증 환자들은 누워서 계속 시계를 보고, 몇 분을 세다가, 좌절합니다. 만약 알람을 맞춰놓고 싶으면, 그렇게 하세요. 다만 멀리 놓거나 엎어놓으세요. 몇 시인지 시계를 확인하고 싶은 유혹에 빠지지 않도록 말이에요. 그렇게 하면 더 초조해질 뿐 전혀 도움이 되지 않아요.
- 빛을 유용하게 사용하세요. 아침에 일어났을 때, 특히 잠을 잘 못 잤을 경우, 20분가량 햇볕을 쬐는 것이 큰 도움이 될 수 있습니다. 가장 이상적인 방법은 기상 시간이 거의 다 됐을 때 야외로 나가 햇볕을 쬐는 것입니다. 그리고 나서 잘 때에는 어두운 환경에서 주무세요.
- 체내 시계를 일정한 수면시간으로 맞추어 놓으세요. 저는 한 가지 흔한 문제가 주말에 발생한다는 것을 알게 되었어요. 주

말이면 사람들이 약간 더 늦게 잠자리에 들고 다음 날 늦잠을 자더군요. 만약 토요일 밤에 늦게 자고 일요일 아침에 늦잠을 잔다면, 일요일 밤에 잠들기가 어려울 수 있어요. 이러면 수면 계획이 전부 엉망이 되어버립니다. 취침 및 기상 시간이 한 시간 이내로 최대한 일정하길 바란다면, 주말 시간 역시 주중과 똑같이 보내야 해요.

- 계획했던 취침 시간보다 최소한 몇 시간 전에 '걱정' 일기를 쓰기 시작하세요. 마음에 몇 가지 일들이 떠오른다면, 두 개의 세로 단으로 나누어 적어보세요. 왼쪽 단에는 걱정되는 문제를 나열하고, 오른쪽 단에는 그 해결책을 씁니다. 가령 내일 상사와의 회의가 있다고 해 봅시다. 오른쪽 단에는 그 회의를 준비하기 위해 수행했던 일을 나열하세요. 당신은 해야 할 모든 일을 했으므로 그에 대해 걱정할 필요가 없어요. 문제를 공공연하게 드러내면 그 문제를 가지고서 잠자리에 들 확률이 낮아지는 이점이 있습니다. 종이와 펜을 침대 옆에 두세요. 만약 무언가를 걱정하고 생각하다가 잠에서 깼다면, 종이에 적어 두고 아침에 고민하세요.

- 낮잠은 일찍 자거나 아예 자지 마세요. 만약 정말로 꼭 낮잠이 필요하다면 15분에서 20분만, 길어야 30분을 넘기지 말고 가급적 이른 낮에 잡니다. 퇴근 후 집에 와서 저녁 식사를 하고 뉴스를 본 다음 어떤 사람들은 깜박 졸다가 15분 정도 잠을 잡니다. 이것도 엄밀히 말하면 낮잠이에요. 우리가 하루 종일 깨어 있으면 뇌는 피곤해지고 수면압력(sleep pressure)이 증가하는데, 수면압력이란 잠을 자고자 하는 우리의 욕구입니다. 저

녁에 낮잠을 자버리면 밤에 수면압력이 감소하여 잠들기가 힘들어집니다. 낮잠을 자지 않아야 밤에 잠드는 게 수월해요.

- 저녁 식사를 가볍게 하세요. 배가 잔뜩 부른 채 잠자리에 들고 싶진 않겠지만 그렇다고 허기진 채 자고 싶지도 않을 겁니다. 만약 잠잘 시간이 다 되었는데 출출하다면, 배는 채우되 너무 무겁지 않은 견과류 같은 간식을 소량 먹으세요.
- 날이 저물어 가면 음료수 섭취를 줄이세요. 하루 여덟 잔의 물이 필요하다 해도 저녁이 되면 줄이는 게 좋습니다. 각성이 일어날 수 있으므로 잠자리에 들기 한두 시간 전부터 아무것도 마시지 않도록 하세요.
- 규칙적으로 운동하세요. 규칙적인 심혈관 운동은 수면에 도움이 되는 것으로 밝혀졌습니다. 단 잠자리에 들기 최소 몇 시간 전에 하세요. 이른 아침이 가장 좋답니다.
- 침실을 수면의 성전이라 생각하고 이 성전을 '훼손'할 수 있는 모든 것을 없애야 합니다. 기본적으로 침대는 물론이고 심지어 침실도 오로지 수면과 개인적 은밀함만을 위해 사용하세요. 다른 것들이 침실을 차지하고 있으면 침실이 정말로 무엇을 위한 것인지 뇌가 혼동하기 때문에 수면문제 해결이 더 어려워집니다.
- 잠깐 눈 붙이며 졸지 마세요. 잠이 깨는 과정은 단순히 스위치를 껐다 켜는 것이 아니고 신경화학물질이 적절한 때에 분비되는 과정입니다. 그러므로 잠깐 졸고 깼다가 다시 잠이 들면(기분은 좋겠지요?), 뇌가 이 분비과정을 갑자기 역행하게 돼요. 잠이 다시 깨면 뇌의 화학작용이 중단되고, 몇 시간 동안 불쾌감

을 느끼거나 '멍하게' 될 수 있습니다. 알람은 최대한 가장 늦은 시간에 맞춰 놓는 게 좋아요. 그리고 그 시간이 되면 그냥 일어나세요.

- 마지막이지만 매우 중요한데, 위의 사항을 모두 지키세요. 개선했다고 해서 즉시 효과를 보는 게 아닙니다. 신체는 변화에 적응하는 데 2주 정도 걸려요. 그러므로 모든 권장 사항을 최대한 잘 준수해야 합니다.

방향을 살짝 틀어, *마음챙김 명상(mindfulness meditation)*을 간단히 소개하는 것으로 이 장을 마치고자 합니다. 마음챙김 명상은 마음을 이완시키고 안정시킬 수 있는 강력한 기법으로 호흡에 마음을 집중하게 합니다. 이는 곧 머리를 맑게 하는 데 도움이 되고 결국 조금 더 수월하게 잠들 수 있게 합니다.

명상법이 담긴 자료와 참조할 영상이 많이 있습니다(검색 엔진에 간단히 '마음챙김 명상' 또는 '명상하는 법'이라고 치면 훌륭한 유튜브 자료가 무수히 많이 나와요.). 더불어 제가 저의 환자들에게 가르치는 명상 방법도 안내할게요.

먼저 조용한 환경을 마련하세요. 당신에게 멋지고 편안한 공간을 찾고, 그곳에 있는 침대 가장자리나 의자 위에 앉으세요. 불을 끄고, 원한다면 부드러운 음악을 틀어놓으세요. 아니면 그냥 고요하게 있으세요.

눈을 감고, 손을 무릎에 얹은 채 편안한 자세를 취합니다. 눈은 계속 감으세요. 호흡을 편안하게 천천히 통제하면서 코로 숨을 들이마시고 입으로 내쉽니다. 코를 통해 들이마시고, 입으로 내쉽니다. 이런 식으로 호흡에 집중하세요. 이게 가능해지면 공기가 코 안으로 들어가고 입 밖으로 나오는 장면을 그려봅니다. 아니면 숨을 들이마시면서 '안으로'라고 말하고 숨을 내쉬면서 '밖으로'라고 말하세요. 호흡에 집중하는 데 도움이 되는 것이면 무엇이든 하면 됩니다.

이렇게 하는 도중에 오늘 하루 무슨 일이 일어났는지 또는 당신의 삶에 무슨 일이 일어나고 있는지 생각이 떠오르게 됩니다. 그러한 생각들을 차단하려고 애쓰지 않아도 됩니다. 그저 그 생각들을 인정하고 다시 호흡에 집중하세요. 가장 기본은 이것입니다. 코를 통해 들이마시고, 입으로 내쉽니다.

몇 분 동안 이렇게 호흡한 후 근육이 이완되기 시작하는 것을 느껴보세요. 목, 어깨부터 시작하여 근육의 긴장이 풀릴 겁니다. 코를 통해 들이마시고 입으로 내쉬는 데 계속 집중하면서 그 이완의 느낌이 가슴 근육으로 내려가고, 그 다음으로 복부 근육으로, 그 다음 다리 윗부분과 아랫부분, 그리고 발가락 끝까지 내려가는 것에 주목해 봅니다. 호흡에 집중하면서 모든 것을 차츰차츰 이완시키세요. 코를 통해 들이마시고 입으로 내쉽니다.

낮에 내킬 때마다 이 호흡을 하세요. 스트레스 받을 때에는 언제든 빠르게 한 세션을 합니다. 단 잠자리에 들기 15분에서 30분 전에는 반드시 하세요. 명상이 하루의 일과가 되도록 습관을 들이세요. TV를 보거나 컴퓨터 작업을 하는 대신, 매일 밤 10분에서 15분 동안 반드시 마음챙김 명상을 수행합니다. 이 기법은 한밤중에 다시 잠드는 데에도 도움이 되는데, 간혹 그 상황에서만 권하기도 합니다. 명상이 매일의 일과 중 하나가 되면, 마음을 맑게 하고 몸을 이완시키는 데 도움이 되며 나아가 수면의 질이 개선될 것입니다.

요약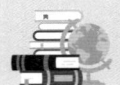

이 장에서 기억해야 할 핵심 사항은 다음과 같습니다.
- 수면문제는 매우 흔하게 나타납니다. 만약 당신이나 가족 중 누군가가 겪고 있다면, 당신만 그런 것이 아니에요.
- 좋은 수면습관은 건강한 수면을 위해 필수적입니다. 우선 수면시간을 일정하게 지키고(굳이 불필요한 부담은 주지 않으면서), 수면환경을 일종의 '성전'으로 바꾸어 보세요.
- 마음챙김 명상을 하면 잠이 들거나 다시 잠드는 데 매우 유용한 도움이 될 수 있습니다. 온전히 자연적이고 안전한 이 자원을 잘 활용하시길 바랍니다.

CHAPTER
02

뇌,
자는 동안
무슨 일이
일어나는가?

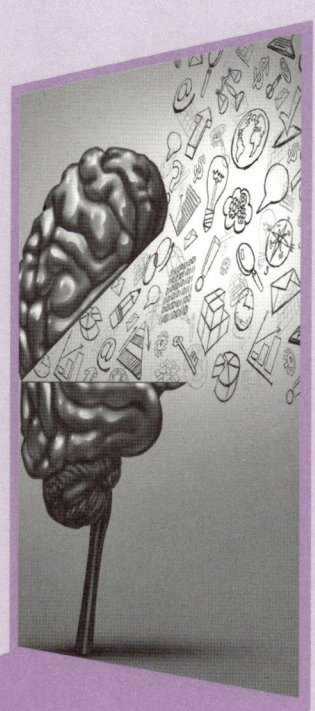

CHAPTER 02

뇌, 자는 동안 무슨 일이 일어나는가?

    우리 뇌는 주먹보다 약간 더 큰 스펀지 같은 덩어리입니다. 주름지고, 미끌거리고 흰색이 도는 회색빛이지요. 이 조직 덩어리 안에 우리가 생각하고 행동하는 모든 것의 근거가 담겨 있습니다.

    만약 뇌를 현미경으로 자세히 들여다보면, 뇌가 뉴런(neuron)이라 불리는 신경세포로 구성된 것을 볼 수 있습니다. 뉴런들은 전기 신호를 통해 서로 소통하는데, 이러한 '대화'를 통해 우리는 의식이 있고 살아있음을 느낄 수 있습니다.

    뇌 안의 뉴런 무리들은 서로 결합하여 더욱 큰 조직을 형성합니다. 그 결과 뇌의 엽(葉-전두엽, 두정엽, 측두엽, 후두엽), 시교차 상핵 (suprachiasmatic nucleus), 송과선(pineal gland)과 같은 조직이 되는데, 모두 수면효과의 영향을 받으며, 수면을 시작하거나 유지하는 데 일정한 역할을 합니다. 잠시 후에 더 알아봅시다.

    그렇다면 우리는 '어떻게' 잠을 자는 것일까요? 잠이 들고 깨는 과정은 스위치를 켜고 끄는 것과 다릅니다. 자연 상태(즉 전기나 인공적인 빛이 없는 야생)에서는 일반적으로 바깥이 어두워지면서 잠드는 과정이 시작됩니다. 이때 우리 눈에 있는 특별한 세포들이 시교차 상핵(SCN)이라 불리는 뇌의 영역에 신호를 보냅니다. 시교차 상핵은 위치가 시신경이 뇌의 좌우 반대쪽으로 교차하는 홈 바로 위라는 점에서 그 이름을 얻게 되었습니다.

바깥이 어두워지고 있다고 감지되면, 시교차 상핵은 멜라토닌을 만들어 내는 송과선에 신호를 보냅니다. 나중에 논의하겠지만, 멜라토닌은 뇌의 주요한 호르몬 중의 하나로서 이것이 분비되면 잠을 야기하는 과정이 시작됩니다.

반대로 햇빛과 '블루라이트'라고 하는 액정(태블릿, 스마트폰, TV, 컴퓨터 등)에서 나오는 인공적인 빛은 뇌에게 멜라토닌의 생산을 중단하라고 말합니다. 멜라토닌이 차단되면 잠을 자지 말라는 신호가 작동됩니다. 조금 복잡했나요? 기억해야 할 핵심은 빛이 잠을 잘 때 중요한 역할을 한다는 것과 송과선이 이 과정에서 매우 중요한 부분이라는 점입니다.

사람들은 인체를 해부하며 인간이 왜 그리고 어떻게 잠을 자는지 알아보고자 했는데, 그러던 중 송과선이라는 특이한 조직을 하나 발견했습니다. 그 이름은 솔방울처럼 생긴 모양에서 유래하였어요. 이것은 뇌의 정중앙선에 위치하며 유일하게 짝을 이루지 않은 조직이에요. 이 때문에 항상 특별한 특징을 지닌 조직으로 인식되고 있답니다.

아리스토텔레스와 플라톤 시대 사람들은 송과선이 발에서 뇌로 기가 올라가는 밸브 역할을 하고 있으며, 이러한 기의 흐름이 우리가 잠을 자게 되는 과정이라고 생각했어요. "나는 생각한다, 고로 존재한다."는 말로 유명한 르네상스 시대의 철학자 르네 데카르트(Rene Descartes)는 송과선을 영혼이 거주하는 곳이라고 믿었습니다. 전통 힌두교 사람들은 송과선을 보이지 않는 영혼 세계에 접근할 수 있는 '제3의 눈'으로 보기도 했어요. 심지어 오늘날에도 송과선의 형이상학적 특성을 논하는 많은 이론들(음모론에 뿌리를 둔 재미있는 것도 포함하여)이 있어요. 확실한 한 가지는 그것의 생물학적 역할인데, 바로 멜라토닌을 생산한다는 것입니다.

저는 '깨어 있는 상태'에서 '잠든 상태'로 가는 과정이 어떻게 일어나는가라는 주제에 늘 호기심이 많았습니다. 생각해 봅시다. 우리는 수면이 시작되는 정확한 순간을 결코 기억할 수가 없어요. 그러면 도대체 어느 시점에서 많은 신경세포들이 '건너갔을'까요? 고심해 볼 만한 질문이에요. 수면의학의 대가인 윌리엄 디멘트(William Dement) 박사가 쓴 「스탠포드 수면 책(*The Stanford Sleep Book*)」(국내 미출간—역자)을 읽고 떠오른 의문이랍니다. 어느 누구도 정확히 알지 못하지만, 과학과 의학 분야가 대부분 그렇듯이 시간이 지나면 밝혀질 거라고 생각해요.

우리에게 잠이 절대적으로 필요하다는 것은 인류의 경험과 과학적 연구를 통해 증명된 주지의 사실이에요. 관건은 "얼마나 많이 자야 하는가?"이지요. '일반적인' 사람은 하룻밤에 일곱 시간에서 아홉 시간의 수면이 필요한데, 많은 사람들이 이에 못 미칩니다.

그렇다고 해서 모든 사람이 똑같은 양의 수면이 필요하다는 말은 아닙니다. 어떤 사람들은 하룻밤에 네 시간에서 다섯 시간 정도 자는 단시간 수면자(short sleeper)입니다. 이 사람들의 뇌는 더 '효율적'

일 수 있어요. 다시 말해 이들은 여덟 시간의 수면이 필요한 사람들에 비해 짧은 시간에 더 깊은 형태의 잠을 잘 확률이 높아요.

이 흥미로운 개념에서 파생된 것으로, 불교의 승려 및 집중적인 명상을 하는 사람들에 대한 과학적 연구가 있습니다. 기능적 자기공명영상(MRI)이라는 특수 장비를 이용한 연구 결과, 수개월간 집중 명상을 할 경우 수면시간을 상당히 줄일 수 있는 것으로 나타났어요. 이 이론에 따르면 뇌가 더욱 효율적으로 일하기 때문입니다.

반대로 어떤 이들은 하룻밤에 아홉 시간에서 열 시간(혹은 그 이상)의 수면이 필요합니다. 이들을 장시간 수면자(long sleeper)라고 합니다. 그런데 저는 어느 한 사람이 또 다른 수면문제가 없는지를 먼저 확인하지 않고서는 이러한 사람들을 '장시간 수면자'로 분류하지 않습니다. 예를 들어 수면무호흡증이 있는 사람은 수면의 질이 저하되기 때문에 치료받지 않으면 실제로 하룻밤에 더 많은 수면을 필요로 하지요.

그렇다면 우리가 자는 동안 정확히 무슨 일이 일어나고 있을까요? 일반적인 믿음과는 달리 잠이 들 때 우리의 뇌는 간단하게 꺼지는 게 아닙니다. 많은 경우 뇌는 깨어 있을 때만큼 활동적이고 더 나아가 밤새 다양한 수면단계를 순환합니다. 사람이 깨어 있을 때와 잠들어 있을 때의 뇌파(전문용어로 뇌전도(electroencephalogram: EEG))를 비교한 많은 연구에서 이를 알 수 있습니다.

렘(REM)수면에 대해 많이 들어보셨지요? 렘수면은 급속 안구 운동(rapid eye movement) 수면인데, 이 수면단계에서는 이름 그대로 안구가 빠른 속도로 이리저리 움직여요. 안구가 빠르게 흔들리는 동안 우리의 몸은 *완전하게* 마비됩니다(물론 횡경막이라고 하는 주요 호흡 근육과 귀 속에 있는 작은 근육을 제외하고). 어떤 사람이 렘수면단계에 있는지는 눈꺼풀 아래에 있는 눈을 보면 알 수 있어요. 만약 빠르게 이리저리 흔들리는 것처럼 보이면, 렘수면일 가능성이 높아요. 우리는 밤새 꿈을 꾸긴 하지만, 실제로는 렘수면단계에서 가장 활발하게 꿉니다. 이때 몸은 수면마비 상태가 되어, 본능적으로 그 꿈을 행동하지 못하게 되어요.

렘수면은 비렘(NREM)수면과 밤새 혼재하는데 얕은 잠부터 깊은 잠까지 넘나들게 됩니다. 시간이 지나면서 약 90분 주기로 단계를 옮겨 가고, 각각의 주기는 렘수면구간으로 끝납니다. 잠에서 깨었다가 곧바로 다시 잠이 들어 다음 주기로 갈 수도 있고 아니면 깨어나지 않은 채 주기가 반복될 수도 있어요.

눈을 감은 상태로 고요히 깨어 있는 사람의 뇌를 관찰하면, 뇌파(EEG)가 촘촘하게 나타납니다. 이를 '알파파'라 부르지요. 우리가 가벼운 수면상태에 들어가면, 뇌파는 약간 벌어집니다. 이를 비렘수면 1단계, 또는 간단히 N1이라 부릅니다. 우리는 이 매우 얕은 수면상태에서 밤의 약 5~15%를 보냅니다. 이 단계에서는 잠에서 깨어나기가 매우 쉬워요. 퇴근 후 집에 돌아오는 길에 지하철이나 기차에서 10분 동안 잠든 경우, N1 수면단계에 있을 확률이 높아요.

우리의 수면이 점점 더 깊어질수록, 뇌파는 더 벌어지고 N2라는 수면단계에서 밤의 대부분을 보내게 됩니다. 밤의 약 45~55%를 N2 단계에서 보내고, 우리는 이것을 수면의 '기준'으로 생각합니다. 이 단계에는 K-복합파(K-complexes)와 수면방추(sleep spindle)라 부르는 이상하게 생긴 뇌파가 생성됩니다.

뇌파는 점점 더 커지고 점점 더 퍼져 나가는데, 이것이 우리가 N3

수면에 도달할 때이며 이를 '델타파(delta wave)' 또는 '서파(slow wave)' 수면이라고 합니다. 이 깊은 수면에서는 깨어나기가 몹시 어렵고, 밤의 전반부에서 발생합니다. 이 유형의 수면은 아이들이 훨씬 더 많이 취하는데, 성장하는 뇌에 도움이 되기 위함이에요. 우리는 밤의 약 20~25%를 이 단계에서 보냅니다.

우리의 수면은 이러한 비렘수면의 여러 주기를 거쳐 렘수면구간으로 끝맺고, 이 주기는 하룻밤에 4회에서 5회 발생합니다. 우리는 렘구간에서 밤의 약 20~25%를 보내고, 렘구간은 밤이 깊어질수록 점점 더 길어져요. 이것이 우리가 가끔씩 꿈에서 깨어나는 이유입니다.

여기서 잠깐 멈춰 두 가지 '중요한' 수면단계에서의 차이점을 살펴봅시다. 모든 수면이 중요하지만 렘과 N3 구간이 수면장애의 영향을 받는 단계이기 때문에 따옴표를 붙여 더 강조해 보았어요. 렘수면과 그것이 기본적으로 왜 꿈의 수면인지 이야기했었지요. 일부 연구자들은 렘 꿈수면이 기억을 형성 및 저장하고 전반적인 인지 능력을 향상시킨다고 생각합니다. 한편 N3 수면은 신체 기능을 향상시키는데, 이 수면단계에서 성장호르몬이 분비되고 근육 성장이 일어나고 일상에서 얻은 부상이 회복됩니다.

이상이 우리가 정상적으로 잠을 자는 밤에 경험하는 다양한 수면단계에 대한 개괄적인 설명이었습니다. 하지만 이 정보가 우리는 *왜* 자야 하는가?라는 근본적인 질문에 대한 답이 되지는 않습니다. 먼 옛날 우리 인간이 생존하기에 그리 만만치 않았던 상황을 떠올려 봅시다. 선조들이 야생의 포식자가 널린 환경에서 잠을 잔다는 것은 생명과 직결된 위험에 빠지는 문제였습니다. 그럼에도 인류는 잠을 포기하지 않았으니, 수면이 *절대적*으로 필요한 무언가가 있었음이 분명합니다. 그렇지 않다면 대자연, 진화, 아니면 창조주가 이미 수면의 필요성을 뿌리 뽑았겠지요.

  생존에 수면이 필요하도록 만드는 것은 무엇일까요? 그 질문에 대한 명료한 정답은 없습니다. 에너지 보존, 중추 신경계 기능 및 신체 건강을 위해 수면이 필요한 것은 분명하지만, 우리가 잠을 잘 때 뇌에 무슨 일이 일어나는지에 대해 충분히 설명하지 못하기 때문이에요. 다행히도 지난 몇 년 동안 밝혀진 것들은 이 분야에 관심 있는 사람들의 상상력을 자극했고 우리가 진실에 가까워지게 하는 데 도움이 되었습니다. 그 결과 중 하나가 글림프 시스템(glymphatic system)의 발견입니다. 2013년에 로체스터 대학교 메디컬센터의 마이켄 네더가드(Maiken Nedergaard) 박사와 동료들은 뇌에서 폐기물을 배출하는 시스템을 발견했습니다. 그 이전에는 뇌가 어떻게 일상에서 발생하는 신경세포의 부산물을 제거하는지 알지 못했습니다. 모든 세포는 생존을 위해 산소가 필요하고 그 결과 이산화탄소 같은 폐기물을 생성합니다. 뇌에는 이러한 특수 폐기물들이 쌓이는데, 만약 제거되지 않을 경우 수년에 걸쳐 알츠하이머병이나 파킨슨병을 비롯한 심각한 문제가 발생할 수 있어요.

  네더가드 박사와 동료들은 쥐의 뇌에 특별한 염료를 주입한 후 앞서 이야기했던 뇌파들에 초점을 맞추며 전기적 두뇌 활동을 관찰했습니다. 2013년 10월 18일 사이언스(*Science*)지에 보고된 바에 따르면 이 염료는 쥐가 깨어 있을 때에는 거의 흐르지 않았어요. 이와 대조적으로 쥐가 잠을 자고 있을 때, 특히 깊은 (델타파, 서파, N3) 수면 상태일 때에는 빠르게 흘렀어요. 뇌의 지지세포(supporting cell)는 깊은 수면상태에서 약간 수축할 수 있고 이로 인해 폐기물이 뇌 밖으로 빠져나가게 됩니다.

　이 새로운 정보는 과학적 연구 그 자체로도 획기적이었지만, 왜 우리가 잠을 자는지—폐기물의 제거를 돕기 위하여—에 대해 부분적인 실마리를 제공했다는 점에서 큰 의미가 있습니다. 인류 역사상 가장 위대한 지성을 들인 이 질문에 대해서, 우리 인류는 지속적인 연구를 통해 그 해답에 다가서고 있습니다.

　수면과 관련하여 앞으로 훨씬 더 많은 것들이 밝혀질 것이지만, 지금은 이 책의 여정으로 돌아와 우리가 알고 있는 것부터 이야기를 시작해 볼까 합니다. 자, 다음 장으로 넘어가 봅시다.

CHAPTER
03

새로운 환자

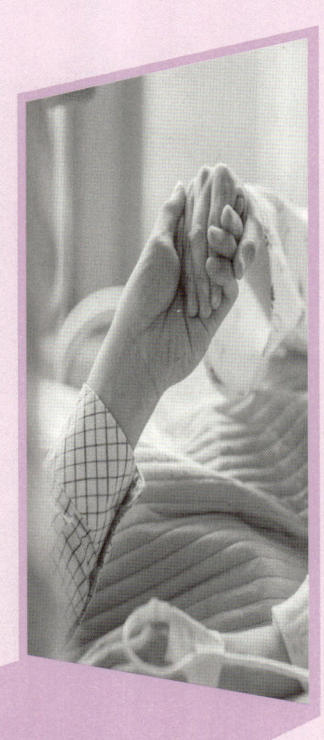

CHAPTER 03 새로운 환자

새로운 환자가 진료실에 들어오면 우선 내원하게 된 이유를 물어봅니다. 환자들의 답은 대개 다음과 같습니다.

- 잠이 들 수 없기 때문에
- 잠이 든 상태를 지속할 수 없기 때문에
- 자고 일어나도 상쾌하지 않기 때문에
- 낮에 피곤하기 때문에

치료를 시작하기 전에 의사에게 필요한 개괄적인 틀과 비슷합니다. 최근에 내원한 오드리라는 환자도 이와 비슷한 틀에 있는 자신의 사연을 들려주었습니다.

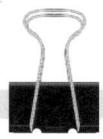

저는 12년째 대형 리스크 관리 회사의 홍보 및 비즈니스 개발 담당 이사로 일하고 있습니다. 에너지 소모가 큰 활동적인 일로, 20% 이상의 시간을 출장 다니는 데 쓰는 등 바쁘고 스트레스가 많은 생활이지요.

저는 어린 시절과 청소년 시기까지만 해도 잠을 푹 잘 잤습니다. 부모님께서 열여덟 시간이나 잤으니 이제 그만 일어나라고 말씀하실 정도였으니까요.

그런데 2012년 초 어느 날 아침 눈을 떴는데 문득 극심한 피로를 느꼈습니다. 당시 저는 다른 회사로 이직한 상태였기 때문에 새로운 일과 새로운 책임, 그리고 많은 스트레스와 불안에 시달리고 있었지요.

지난겨울에는 독한 감기에 걸렸고 축농증을 앓았습니다. 잠을 설치기 일쑤였고, 그러다 보니 피곤한 상태로 일어나는 일이 반복되었어요. 의사 선생님은 감기와 축농증을 치료하면서 수면 전문가도 한번 만나보는 게 좋겠다고 했습니다.

그 조언을 따라 한 의사 선생님을 찾아갔습니다. 그는 제게 스마트폰이 부착된 조끼를 건네주며 잘 때 착용하고 자라고 일러주었습니다. 그 조끼는 제가 자는 동안 무슨 일이 일어나는지 상세하게 기록했어요. 결과는 제게 경미한 폐쇄성 수면무호흡증이 있는 것으로 나왔습니다. 의사 선생님은 이 증상 때문에 상기도가 막히고 밤에 호흡이 멈추었다 이어지길 반복하는 거라고 설명해 주었어요.

이런 진단을 받으니 몇 년 전의 일이 떠올랐어요. 2009년에 저는 전신 마취 수술을 받았습니다. 수술 후 오랫동안 회복실에서 나오지 못했는데, 몸 상태가 나빠서가 아니라 피에 산소가 공급되지 않아 계속 비상 버저가 울렸기 때문이었습니다. 그러다 우연히 의사와 간호사가 하는 대화를 듣게 되었어요. 의사는 제가 낮에 회복실에서 꾸벅꾸벅 조는 게 아무래도 밤에 숙면을 취하지 못하는 것 같다며 폐쇄성 수면무호흡증을 의심하였고, 간호사는 제가 과체중이 아니기 때문에 폐쇄성 수면무호흡증은 아닐 것 같다는 말을 했습니다. 그때 의사가 "맞아요, 그런데 그게 유전적으로도 나타날 수 있어요."라고 말했던 기억이 납니다.

　어느덧 2012년이 되었고 수면무호흡증을 진단했던 의사가 제 혀가 목구멍 위쪽에 자리하고 있다는 새로운 사실을 말해 주었습니다. 제가 잠들었을 때 제 혀가 기도를 막는 바람에 코골이가 생길 수 있다고 하더군요. 그러면서 양압기를 사용하면 폐쇄성 수면무호흡증이 개선될 수 있다고 했어요. 양압기란 잠자는 동안 얼굴에 착용하는 마스크와 호스로 구성된 기계인데, 자는 동안 지속적으로 공기를 주입해서 목구멍의 기도를 넓게 열어 주는 거라고 했어요. 혹시 그 기계가 불편할 것 같다면 대안으로 잠자리에 들 때 베개를 받쳐 몸을 약간 일으켜 보라고 했습니다.

　제가 아는 한 저는 코를 골거나 몸부림을 치며 자지는 않았지만 혹시 몰라 남편에게 물어보았습니다. 남편이 대답하기를 꼭 그렇지는 않았지만 가끔씩 제가 크헉 하고 콧소리를 내다가 잠에서 깨기는 했다더군요. 세상에, 크헉 콧소리는 대체 뭐랍니까? 남편 말로는 마치 꿀꿀거리며 딸꾹질을 하는 소리 같다고 했어요. 당시에는 충격이기도 했지만 지금은 남편과 어떤 콧소리를 내며 깨는지 흉내 내며 웃습니다.

　이해가 되기는 해요. 제 아버지도 코를 골았고 세 오빠 중 한 명은 코골이가 매우 심했습니다. 그 오빠의 여자 친구가 도저히 코고는 소리를 참을 수 없어 한때 둘 관계에 위기가 오기도 했으니까요. 결국 오빠는 수면 전문의에게 진료를 받았고 CPAP를 착용하게 됐습니다. 그 덕분에 삶의 질이 달라졌고 둘 사이의 모든 것이 잘 해결되었어요.

수면 전문의의 진료를 받으면서 알게 된 사실은 제가 크헉 하고 소리를 내는 것은 제 스스로 저를 깨우기 위한 방법이라는 것이었어요. 숨을 쉬지 않는다고 제 자신에게 알려주는 일종의 신호였던 거죠. 그때부터 모든 퍼즐 조각들이 서로 맞춰지기 시작했습니다. 수술 후 혈액에 산소가 공급되지 못했던 건 목구멍보다 높이 위치한 혀 때문이었어요. 그리고 수면무호흡증 때문에 충분한 휴식도 충분한 숙면도 취하지 못했던 것이었죠. 이는 자고 일어나도 매번 피곤했던 이유이기도 했어요.

당시 저는 50대였어요. 수면무호흡증 치료법에 대해 진지하게 여러 가지 조사를 해 보니 기계를 달고 자고 싶은 마음이 싹 사라졌어요. 오빠가 사용하는 CPAP를 본 적이 있는데, 일단 오빠는 그 기계를 사용하는 데 매우 열심이었어요. 크기가 매우 작아 여행할 때에도 가지고 다녔죠. 하지만 값이 좀 비쌌고 유지 보수에 손이 많이 갔어요. 또한 소음도 컸지요. 남편이 특히 그 점을 좋아하지 않을 것이라는 생각이 들었어요. 제가 내키지 않았던 점은 자면서 마스크를 써야 한다는 것과 아침에 깨면 얼굴에 마스크 선이 남는다는 것이었어요. 과학적 이유가 있었다기보다는 여자이다 보니 그런 점에도 신경이 쓰였던 것 같아요.

그래서 다른 대안을 찾기 시작했습니다. 저는 수면무호흡증을 치료하지 못해서 여전히 크헉 하고 소리를 내지만 2012년부터 여러 유용한 방법을 쓰고 있습니다. 그중 가장 큰 도움이 되는 것은 슬립사이클(Sleep Cycle)이라는 앱입니다. 침대에 눕기 전에 접속하여 머리맡에 두고 자면 밤사이 저의 모든 일이 기록됩니다.

이 앱을 써보니 다이어트를 할 때 쓰는 음식일지가 떠올랐어요. 저녁 식사로 샐러드와 닭고기 한 조각을 먹은 것을 기억하는 데는 문제가 없지만, 오후에 간식으로 먹었던 프레첼 열 개, 초콜릿 네

개, 감자칩 한 봉지는 기억하기 쉽지 않잖아요. 그런데 음식일지를 쓰면 그날 내가 무엇을 먹었는지 하나도 빠짐없이 기억할 수 있어요. 그리고 여러분도 알다시피 일기를 쓰면 칼로리를 합산할 수가 있어요. 먹은 양이 언제나 목표치를 초과하지만요.

수면을 기록하기 시작하면서 제가 얼마나 잠을 잘못 자고 있는지, 밤에 몇 번이나 일어나는지를 알게 되었어요. 자고 일어나도 왜 피로가 풀리지 않는지도 명백해졌습니다. 저는 슬립사이클 앱이 무슨 알고리즘을 사용하는지는 잘 모릅니다만, 매일 밤 깊은 수면구간에 도달하는 횟수, 실제로 침대에 머문 시간 및 수면과 관련된 여러 가지 사항을 확인할 수 있었습니다.

하지만 문제는 이러한 앱의 도움과는 별개로 제게 수면의 질을 높이기 위한 실전 대책이 없다는 것입니다. 그러던 어느 날 친구 중 한 명이 복지센터를 권했고 저는 그곳에서 명상을 배웠습니다. 그리고 명상을 통해 그동안 저도 몰랐던 제 몸의 리듬을 발견했어요. 질 좋은 수면을 취한다는 것은 침대 위에서 보낸 시간과는 별개의 문제에요. 우리 몸의 리듬을 알고 매일 아침 같은 시간에 일어나는 것이 더 중요하답니다.

그래서 저는 수면습관을 바꿨습니다. 우리 부부는 밤 11시에 텔레비전을 보곤 했는데, 지금은 밤 뉴스를 녹화해서 다음날 아침에 옷을 갈아입으면서 봅니다. 요즘은 밤 11시 이전에 자고 아침 6시 30분쯤에 일어나는, 약 7시간 반의 수면을 취하는 규칙적인 생활을 하고 있어요. 다른 변화도 많아요. 일단 베개를 새로 바꿨어요. 남편과 저는 폭신한 베개를 선호하고 베개에 파묻히는 걸 좋아하죠. 최근에 우리 둘 다 잠을 좀 뒤척이던 때가 있었어요. 우리는 베개 탓을 했죠. 한 번은 제가 남편에게 자는데 왜 내 베개를 가져갔냐고 불평했더니 제가 먼저 남편 베개를 가져갔다고 하더군요. 우리는 한바탕 크게 웃고서는 이참에 집안의 베개를 모두 바꿔 보기로 맘먹었어요. 우리 침실, 아이들 방, 손님방의 모든 베개를 모아 봤더니 그중 12개나 낡아서 더 이상 쓸 수 없는 상태였어요.

지난 몇 년 동안 저는 주로 쇼핑몰에서 2.99달러나 4.99달러짜리 베개를 샀어요. 그런 베개는 몇 주 사용하고 나면 종이타월처럼 평평해졌어요. 제 역할을 하지 못한 거죠. 잘 때 잘 받쳐주지 못하니까요. 그래서 우리는 드림슬립(DreamSleep)이라는 근사한 이름의 고급 상점을 찾았어요. 한 개에 150달러짜리 베개도 있었지만 일단 80달러짜리 두 개를 샀어요. 마치 구식 학교와 현대식 학교가 조화를 이룬 것처럼 폴리에스테르와 깃털이 섞인 베개인데, 폭신하게 꺼지면서도 책을 읽고 잠을 잘 때 적당할 정도로 몸을 받쳐주었어요.

새 베개를 베고 이틀을 자 보니 살면서 왜 더 일찍 좋은 베개에 투자하지 않았는지 지난날의 제가 너무 바보 같았어요. 아주 큰 차이가 있거든요. 덕분에 요즘은 매일 밤 11시에 잠이 듭니다. 좋은 베개로 머리를 약간 높게 받치면서요. 여행할 때에는 가져간 오리털 재킷을 베개 밑에 놓아 조금 더 견고히 받칩니다.

저는 매일 밤 슬립사이클 앱을 켭니다. 제가 언제 잠자리에 드는지, 언제 일어나서 화장실을 가는지, 다시 잠들지 못할 때에는 얼마 동안 깨어서 책을 읽는지, 걸음 수를 측정해 낮 동안의 운동량은 얼마나 되는지, 심박수와 수면이 어떻게 관련되는지 등을 정확하게 알 수 있어요.

만약 수면무호흡증이 심하다면 좀 더 심각한 조치를 고려해 보겠지만, 현재는 제가 하고 있는 것들만으로도 효과가 있는 것 같아요. 크헉 소리도 덜 내고 잠도 훨씬 더 잘 자고 있어요. 일어나면 피로가 풀린 느낌도 듭니다.

오드리의 사례가 수면장애 환자의 전형은 아니지만 되짚어 볼 사항이 많습니다. 다음은 구체적인 몇 가지 사항입니다.

- 환자들은 자신에게 생긴 폐쇄성 수면무호흡증(OSA)의 원인이 무엇인지 묻습니다. 오드리의 아버지와 오빠도 OSA를 앓고 있다는 사실은 이 질환에 유전적 소인이 있을 수 있음을 말해 줍니다. *말람파티* 점수(Mallampatiscore, 혀의 기저부부터 입천장까지의 거리를 확인하여 기관 내 삽관의 어려운 정도를 평가하는 방법-역주)라는 검사에서는 점수가 높게 나올수록 기도가 좁다는 것을 의미하는데, 이 세 명 모두 '좁은' 기도를 가지고 있을 것입니다.
- 그러므로 마른 사람이라고 해서 OSA가 없다고 말할 수는 없습니다. 오드리가 발견한 것처럼 혀와 목 뒤의 연조직이 관건이지요.
- 마취 수술을 받은 후 회복실에서 호흡 중지 같은 일이 일어났다면, 반드시 주의 깊게 살펴보아야 합니다. 마취로 인해 상기도 근육이 더욱 이완되었으니 OSA가 생겼을 것입니다. 이럴 때는 혈중 산소의 농도를 면밀히 모니터하면 문제를 파악할 수 있습니다.
- 배우자는 옆에서 호흡이 끊기는 소리를 듣지 못했다고 부인하다가, 반복적으로 질문을 받으면 이상한 소리를 들었던 거 같다고 할 것입니다. 배우자의 진술은 분명 진지하게 고려할 여지가 있지만, 많은 경우 배우자 역시 잠결에 들은 거라 환자에게 무슨 일이 있었는지 잘 모릅니다. "네, 호흡이 멈추는 소리가 들렸습니다."라는 배우자의 증언이 진료에 도움이 되는 것

은 맞지만, 그러한 증언이 없다고 해서 검사에 지장이 있는 것은 아닙니다.

- 오드리와 비슷한 증상의 경우, 잘 때 견고한 베개를 베어 상체를 약간 경사지게 만들면, 혀와 연조직을 목구멍 뒤쪽으로 당기는 중력의 힘을 덜 받을 수 있습니다. 기도를 좁히고 코골이를 유발했던 원인이 해소되는 것이지요. 이것이 만능 해결법은 아니지만, 경미한 OSA이거나 환자에게 다른 선택의 여지가 없을 때 또는 환자가 원할 때 추천하는 한 가지 방법입니다.

- 특정 브랜드의 베개나 매트리스를 추천하지는 않지만 이렇게 말씀드릴 수는 있겠습니다. 베개와 매트리스 모두 머리, 목, 척추를 일렬로 받칠 수 있을 정도로 견고해야 합니다. 잠 잘 때 가장 좋은 자세는 태아의 자세이고, 이러한 자세를 유지하는 데에는 견고한 베개와 매트리스가 도움이 됩니다.

- CPAP(continuous positive airway pressure, 지속형 양압기)는 마스크와 호스 장치로 구성되어 있으며, 압축된 공기를 비강을 통해 또는 비강과 입 둘 다를 통해 목구멍 뒤쪽으로 보내는 역할을 합니다. 이는 혀와 연조직이 아래로 내려와 기도를 막는 것을 방지합니다. 6장 '폐쇄성 수면무호흡증'에서 더 자세히 알아볼 것입니다.

- CPAP가 처음에는 불편하고 힘들 것이라는 게 전적으로 이해되는데요(환자들에게도 미리 알립니다). 다행히도 그만큼 효과가 있습니다. 다수의 의학 문헌에서 그 효과가 입증되고 있어요. 그러나 사람들은 얼굴에 CPAP 마스크 자국이 남는다거나 폐소공포증과 같은 다른 문제로 걱정을 합니다. 만약 OSA가 경미하

거나 적당한 수준이라면, 하악전방이동장치(mandibular advancement device: MAD)와 같은 침습적 치료(invasive treatment)를 선택할 수 있습니다. 이 문제에 대한 보다 많은 정보는 6장에 수록되어 있습니다.
- 비용 문제에 관해서 말씀드리면 보험회사 측에서 교체용 마스크 및 소모품뿐만 아니라 CPAP 장치의 전체 비용을 부담합니다.
- 현재 저는 개인적으로 수면 앱에 기반을 둔 치료는 하고 있지 않지만, 무시할 수는 없을 것 같습니다. 앱은 사용하기 쉽고 재미있어서 환자들이 건강에 관심을 갖고 질 좋은 수면을 이끄는 요인이 무엇인지 주목하게 만드는 긍정적인 측면이 있어요. 수면 기술에 대한 자세한 내용은 12장을 참조하세요.
- 라이프스타일과 행동을 바꾼다는 게 쉬운 일이 아닌데, 오드리는 성공적으로 잘 해냈어요. 이게 일단 성공하고 나면 오래도록 지속시킬 수 있거든요. 언젠가는 다른 치료법을 제안할 수도 있겠지만, 오드리는 현재 잘하고 있기 때문에 지금의 방법을 계속 밀고 나가면 됩니다. 가장 대단한 점은 약물 없이 모든 걸 해 나가고 있다는 것이에요.

처음에 말했듯이, 새로운 환자가 오면 제일 먼저 파악해야 할 문제가 잠이 들지 않는 것, 잠든 상태를 지속하기 힘든 것, 자고 일어나도 피곤한 것, 또는 낮에 피곤을 느끼는 것 중 무엇인지 파악하는 것입니다. 그 답에 따라 해결책을 찾아 나서야 합니다.

만약 문제가 잠드는 데에 있다면, 환자에게 필요한 건 단지 수면위생에 대한 약간의 지침일 수도 있습니다. 수면위생에 대해서는 4장 '불면증'에서 살펴볼 것입니다. 아니면 불안감과 환경이 문제일 수도 있어요. 이것 역시 다음 장에서 논의해 봅시다.

만약 문제가 잠든 상태를 지속하기 힘든 것이라면, 그 원인에는 여러 가지가 있습니다. 예를 들어 야간 호흡 정지(6장에 나오는 전형적인 폐쇄성 수면무호흡증, OSA) 또는 밤에 일어나는 비정상적인 움직임(8장 하지불안증후군, 9장 사건수면), 심지어 통증이 될 수도 있습니다. 불안, 스트레스, 우울증 같은 정신적인 문제도 있을 수 있는데, 이 때문에 이른 아침에 깨어나는 조기기상 현상이 발생하기도 합니다. 또한 다른 건강문제가 원인일 수도 있습니다.

만약 하루 종일 피로가 가시지 않는다면 위 문제들 중 하나 때문이거나 기면증 같은 완전히 별개의 수면장애 때문일 수 있습니다(자세한 내용은 10장을 참조하세요.).

취침 일과와 수면습관은 새로운 환자를 진찰할 때 수면전문의로서 반드시 알아야 할 중요한 정보입니다. 몇 시에 퇴근하여 집에 오고, 언제 운동을 하고, 몇 시에 하루의 마무리를 준비하는지 파악해야 해요. 잠자리에 들기 전까지 무엇을 하는지, TV를 본다면 얼마동안 보는지, 저녁은 몇 시에 먹는지, 실제로 잠자리에 드는 건 몇 시인지 물어봅니다.

그 다음엔 침대에 누워 잠이 드는 데 얼마나 걸리는지 물어봅니다. 침대에서 TV를 보는지 배우자와 이야기를 나누는지, 전화 통화를 하거나 비디오 게임을 하는지 질문합니다.

수면잠복기(sleep latency)는 불을 끈 시간부터 잠이 드는 시간까지를 말합니다. 그 시간이 30분 이상 걸리면 문제가 될 수 있고 수면시작불면증(sleep onset insomnia)의 신호일 수도 있습니다. 만약 그것이 문제라면 환자가 지금까지 받아온 치료법이 무엇인지 물어볼 것입니다. 대부분의 경우 의사가 처방한 약을 복용했거나, 처방전 없이 살 수 있는 멜라토닌, 베나드릴(Benadryl), 베나드릴과 유사한 성분인 애드빌(AdvilPM), 타이레놀(TylenolPM)이나 그와 유사한 제품을 먹었을 거예요. 이 약들이 효과가 있었는지에 대한 환자들의 생각과, 효과가 있었다면 왜 복용을 중단했는지도 물어봅니다.

저는 환자들이 잠이 든 후의 상황도 파악해야 합니다. 중간에 깨나요? 만약 그렇다면, 얼마나 자주요? 횟수도 문제지만, 잠에서 깬 후 다시 잠들 수 있는지 없는지가 더 큰 관건입니다. 만약 화장실 가려고 한 번 일어났다가 곧바로 다시 잠이 들었다면 전혀 문제가 되지 않습니다. 하지만 밤에 여러 번 깨는 바람에 낮에 피곤을 느낀다면 완전히 다른 이야기가 됩니다.

배우자의 증언도 중요합니다. 코골이, 숨 헐떡거림, 숨 막힘 등의 호흡 영역뿐만 아니라 팔다리 움직이기, 뒤척이기, 침대 밖으로 떨어지기, 좌우로 구르기, 이불 떨어뜨리기, 침대 어지럽히기 등의 행동에 대해서도 물어봅니다. 더 나아가 잠꼬대하기, 꿈을 행동으로 표현하기, 배우자 때리기, 몽유병처럼 돌아다니기에 대해서도 의사에게 말해 주면 좋습니다.

수면마비(sleep paralysis)는 갑자기 잠에서 깼을 때 움직일 수 없는 상태가 되는 경우입니다. 제가 앞으로 계속 연구해 나갈 분야이지요. 수면마비가 온 환자들은 눈은 움직일 수 있는 반면 몸은 움직일 수 없습니다. 일반적으로 양성이지만 자주 발생하는 경우 폐쇄성 수면무호흡증이나 기면증 같은 수면질환을 일으킬 수 있습니다.

새로운 환자를 진찰할 때 환청이나 환시가 있는지도 확인해야 합니다. 잠이 들 때나 깰 때 실제로 아무도 없는 곳에서 문 두드리는 소리를 듣거나 어떤 형체가 움직이는 것을 본 적이 있는지 말입니다. 이 역시 가끔씩 일어난다면 문제가 없지만 혹시 빈도가 잦아진 다면 특정한 수면질환, 특히 기면증의 신호일 수 있습니다. 전문용어로 잠이 들 때 발생하면 *입면시* 환각(hypnagogic hallucination), 잠에서 깰 때 발생하면 *각성시* 환각(hypnopompic hallucination)이라고 합니다.

환자가 자는 동안 어떤 일이 일어나는지 먼저 확인하고 나면, 주중과 주말의 기상 시간을 점검합니다. 만약 누군가 주중에는 가령 밤 11시부터 오전 7시까지 자는 일관성을 잘 유지하다가, 주말이 되면 새벽 3시에 잠자리에 들고 오후 1시에 일어난다면 문제가 될 수 있습니다. 특히 불면증이 있다면 더 그렇습니다. 게다가 저는 그들이 *왜* 주말에는 늦게까지 자야 한다고 생각하는지 묻고 싶어요. 주중에 잠이 부족해서인가요?

그리고 환자들이 알람을 맞추어 놓는지도 물어봅니다. 알람이 울릴 때 졸린지, 하루 종일 기분은 어떤지, 침대에서 일어날 때 피곤한지, 완전히 잠이 깨는 데 얼마나 걸리는지, 출근길이나 퇴근길 지하철에서 졸고 있지는 않은지, 막히는 차 안이나 빨간 신호등에서 깜박 잠이 든 적이 있는지, 직장에서의 컨디션은 어떤지, 커피는 얼마나 많이 마시는지 묻습니다.

이러한 정보를 한 눈에 정리하기 위해 저는 환자들에게 엡워스 졸림척도(Epworth Sleepiness Scale)를 작성해 달라고 요청합니다. 이것은 낮 동안의 졸음 정도를 주관적으로 측정하는 도구입니다. 그런 다음 수면문제를 일으키는 다른 의학적인 문제가 있는지 확인합니다.

문제가 무엇인지 파악하고 나면 해결책에 집중할 수 있습니다. 모든 의학 분야가 그렇듯이 모든 사람에게 딱 맞는 하나의 접근법은 없지만, 우선 수면습관 개선처럼 간단하게 할 것이 있는지 검토할 것입니다. 그리고 나서 약을 처방하거나 다른 약으로 바꾸거나 또는 추가적인 수면검사를 할 거예요.

환자가 폐쇄성 수면무호흡증, 하지불안증후군 또는 주기성 사지운동장애가 의심되거나, 몽유병 같은 사건수면(parasomnia)이나 기면증이 의심되거나, 아니면 잠들었을 때 무슨 일이 일어나는지 본인 스스로도 정말 알지 못할 때는 수면검사실에서 하룻밤을 보내는 수면검사(수면다원검사, polysomnogram: PSG)를 권합니다.

수면다원검사는 검사실마다 다르지만 일반적으로 환자가 오후 8시에서 10시 사이에 도착하여 45분 정도에 걸쳐 관련 장비를 몸에 '장착'합니다. 전극을 환자의 두피에 전기 페이스트나 전도성 페이스트로 부착하여 뇌파를 관찰하는데, 환자가 실제로 자고 있는지 아니면 깨어 있는지, 어떤 수면단계에 있는지 알 수 있습니다. 구글에 '수면다원검사'를 검색해 보세요. 실제로 검사를 받는 사람들과 검사 과정을 찍은 사진이 많이 나올 거예요.

또한 이 검사로 호흡 기류(airflow), 호흡 노력(respiratory effort)을 측정하여 폐쇄성 수면무호흡증인지 중추성 수면무호흡증인지 진단합니다. 심장 박동을 관찰하는 심전도검사를 하고 혈중 산소 수치를 확인합니다. 턱 주변에 전극을 연결해 근육을 관찰하기도 하고, 정강이에 붙인 전극으로 밤새 발의 굴곡과 움직임을 측정합니다. 필요에 따라 더 많은 테스트와 전극이 필요할 수 있지만 이 정도가 표준 설정입니다.

환자들은 "몸 곳곳에 이 모든 장치를 달고 어떻게 잘 수가 있나요?"라고 묻습니다. 저는 솔직하게 그다지 썩 편안한 밤은 아닐 것이라고 답합니다. 하지만 환자가 단 몇 시간만 잔다 하더라도 의료진은 필요한 정보를 얻을 수 있습니다. 수면무호흡증이 예상되거나 자는 도중 불필요한 움직임이 있을 거라 의심될 경우 단 몇 시간이면 충분히 진단을 내릴 수 있습니다. 대다수의 사람들이 검사 도중에 몇 번이나 깨서 잘 자지 못한 것 같다고 말하지만 대부분의 경우 충분한 정보를 얻고 검사를 마칩니다. 검사가 완전히 실패하는 경우는 매우 드뭅니다.

또 다른 질문은 환자들이 밤에 화장실에 가고 싶어 일어난다면 어떻게 하는가 하는 것입니다. 이 역시 걱정할 거 없어요. 전극은 모두 전자 박스에 연결되어 있고 그 박스는 벽에 부착돼 있습니다. 그리고 밤에 현장을 지키는 의료진이 있어요. 환자가 화장실에 가고 싶다 하면, 의료진이 들어와서 전자 박스를 벽에서 떼어내 화장실까지 안내해 줄 겁니다. 다시 검사실로 돌아오면 바로 박스를 벽 장치에 다시 연결하고 테스트는 재개됩니다.

환자는 아침에 일어나 검사 장치를 떼고 원하면 샤워를 한 뒤 집으로 갑니다. 모든 데이터가 수집되고 처리가 끝나면, 환자에게 최종 결과를 고지하고 그 다음 단계를 진행시킵니다.

과도한 졸음이나 피로 증상이 있는데 수면무호흡증이나 다른 신체적 수면 문제가 의심되지 않으면 기면증 및 그 사촌 격인 특발성 과다수면증(idiopathic hypersomnia)의 가능성이 있는지 확인합니다.

진단 방법으로는 낮잠 테스트인 수면잠복기반복검사(multiple sleep latency test: MSLT)가 있습니다. 10장에서 자세히 알아봅시다.

요즘의 보험사 상황을 감안하면 보험회사가 병원 내 수면검사 비용을 다 보장하는 건 아닌 것 같아요. 이에 대한 대안으로 단순한 OSA로 보일 경우 가정에서 실시하는 수면검사가 있습니다. 가정에서 코와 입에 센서를 부착해 호흡 기류를 측정하고, 가슴 주위에 벨트를 착용하여 호흡 노력을 측정하며, 손가락의 산소 측정기로 산소 레벨을 측정합니다. 이 방식은 환자의 전체 수면시간을 측정하지 않고 여타 문제를 간과하기 쉬우므로, 실제로 있을 수 있는 수면문제의 심각성을 과소평가할 수 있습니다. 하지만 경미한 OSA의 경우 가정 내 검사는 합리적인 대안입니다.

일단 수면검사에서 결과가 나오면 환자의 병력 자료를 고려하여 치료 계획을 세우게 되는데, 이것이 다음 장에서 다룰 핵심 내용입니다.

요약 및 실천 계획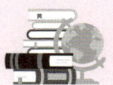

수면전문가를 만나기 전에 자신의 수면에 관한 정보를 정리해 두는 것이 좋습니다. 치료 계획이 세워지기 전에 여러분의 삶에서 일어나는 일을 의사에게 설명하여 그 배경을 제공하는 것이라고 보면 될 거예요. 다음 사항들은 꼭 종이가 아니더라도 적어도 여러분의 마음속에 어느 정도 정리되어 있어야 합니다.

- 수면 일정: 주중과 주말에 잠자리에 드는 시간, 자신의 평소 취침 습관
- 잠을 자는 동안 무엇을 하는지에 대한 배우자의 증언: 코골이, 숨 헐떡거리는 소리, 움직이고, 말하고, 걸어다니는 것 등은 의사와 공유해야 할 중요한 퍼즐 조각입니다.
- 주중에 낮잠을 잔 시각과 얼마나 오래 잤는지에 대한 기록
- 수면문제를 해결하기 위해 시도한 약, 처방전 없이 샀던 제품 및 기타 여러 치료법의 목록, 도움이 되었던 것들과 그렇지 않았던 것들의 목록
- 술, 담배, 니코틴, 불법 약물의 하루 섭취량과 섭취한 일시를 적은 목록
- 수면검사나 관련 혈액검사의 사본
- 코골이 같은 가벼운 증상 등을 포함하여 가족구성원(엄마, 아빠, 형제자매)이 겪고 있고 혹은 겪었던 수면문제

CHAPTER
04

불면증

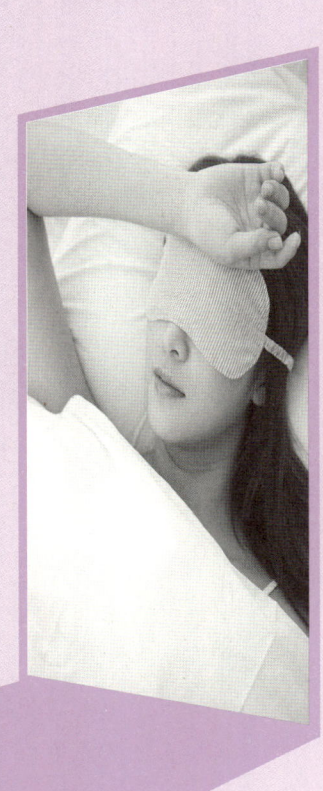

CHAPTER 04 불면증

 "환자는 낮에는 깨어 있고 밤에는 잠을 자야 한다." 의학 역사상 가장 뛰어난 인물 중 하나인 그리스 의사 히포크라테스(Hippocrates)가 남긴 말입니다. 그가 잠과 불면증에 대해 남긴 많은 어록 중 다음과 같은 말도 있습니다. "밤이나 낮에 잠을 못 자는 게 최악이다. 왜냐하면 불면증은 슬픔 또는 고통과 관련되거나, 정신이 혼미해지는 증상이 따르기 때문이다."

 불면증은 사람이 잠이 들 수 없거나, 잠이 든 상태를 유지할 수 없거나, 또는 자고 나서도 피곤한 상태를 일컫는 용어입니다. 히포크라테스가 우리에게 한 말에서 짐작할 수 있듯이, 불면증은 급성형과 만성형 둘 다 매우 고통스러울 수 있습니다. 두 가지를 모두 살펴봅시다.

 급성 불면증은 대개 모든 사람이 경험할 법한 불안을 유발하는 사건에서 그 원인을 찾을 수 있습니다. 중요한 시험, 큰 시합 또는 중

대한 발표가 있기 전날 밤, 많은 사람들은 잠을 이루지 못합니다. 이는 중추신경계 방어기제가 활성화되기 때문이며, '투쟁 도피 반응(fight-or-flight response)'으로 알려져 있습니다.

동물들이 지천에 널린 야생에서 동굴에 사는 한 원시인을 상상해 보세요. 그의 가장 큰 걱정은 사자, 호랑이, 곰 같은 짐승이 자신이나 가족을 잡아먹지나 않을까 하는 것입니다. 언제라도 야생 동물들이 그의 가족을 찾아내 한밤중의 간식으로 만들 수 있다는 것을 아는 상황에서 그 원시인이 숙면을 취하는 것은 과연 현명한 행동일까요?

분명히 그렇지 않겠지요. 그러므로 인간에게는 의도적으로 잠을 떨쳐낼 수 있고 위험한 순간에 투쟁 도피 반응(fight-or-flight response)을 펼칠 수 있는 본능적인 능력이 있습니다. 곰이 공격 거리 안으로 들어올 경우, 잠들지 않는 것은 물론이고 상황에 따라 '촉각을 곤두세운 채' 달릴 준비를 해야 합니다.

다행히도 현대를 살아가는 우리는 곰 같은 야생 동물들이 침실로 들어와 공격할 것에 대해서는 걱정할 필요가 없습니다. 그러나 불면증이 있을 경우 우리가 보이는 반응은 이와 거의 똑같습니다. 그중 하나가 과잉각성(hypervigilance)이며, 소음이나 움직임을 감지하는 감각이 극도로 고조됩니다. 잠자리에 들 시간에 과잉각성이 나타나면 수면이 거의 불가능해집니다. 불면증 환자의 경우 일상적이고 아주 사소한 소음에도 화들짝 놀라며, 이러한 소음으로 계속 긴장하여 예민해지는 이른바 각성상태에 머물게 됩니다.

급성 불면증은 보통 자기한정성(self-limited) 질환입니다. 스트레스 요인이 제거되면(가령 중요한 시험이 끝남), 수면 패턴이 정상으로 되돌아온다는 뜻입니다. 일부 의사들은 이런 종류의 불면증에 대해 주로 약물 치료를 진행합니다. 중요한 날을 앞두고 자신이 겪게 될 증상을 예측한 사람들은 의사에게 항불안제나 최면제를 처방해 달라고 요청합니다. 결국 수면제의 또 다른 이름이지요.

문제가 며칠 밤 연이어 지속되면 *만성 불면증*(chronic insomnia, 정확한 정의는 적어도 3개월 동안 일주일에 최소 3일 밤씩 발생하는 불면증)이라고 부릅니다. 몇 년 전 애석하게도 세상을 떠난 저의 동료 아트 스필먼(Art Spielman) 박사는 만성 불면증의 3P 모델을 개발했습니다. 이것은 불면증의 원인이 무엇인지 파악하는 한 방법입니다. 첫 번째 P는 '유발(predisposing)' 요인으로 불면증의 가족력, 불안이나 공포를 겪은 개인사를 말합니다. 두 번째 P는 '촉발(precipitating)' 요인으로 이혼, 가족의 죽음 또는 이직과 같은 요인으로 잠재되었던 불면 경향이 활성화됩니다. 세 번째 P는 '지속(perpetuating)' 요인으로 침대에서 너무 많은 시간을 보내는 것, 침대를 수면을 취하는 휴식 장소가 아닌 스트레스의 공간으로 보는 것 등 나쁜 수면습관을 말합니다. 이 세 가지 P가 문제가 되면 수면에 어려움이 생기게 됩니다.

마지막 P는 수면위생의 개념과 관련된 '지속(perpetuating)' 요인입니다. 수면위생이란 침대가 얼마나 깨끗한지에 관한 것이 아니라 침실과 침실에서의 습관이 수면을 유도하는 데 얼마나 도움이 되는가를 측정하는 개념입니다. 수면위생을 개선하는 것은 불면증 치료에 있어서 필수적입니다.

이 점을 염두에 두고, 마이라라는 제 환자가 만성 불면증으로 어떤 경험을 했는지 들어봅시다.

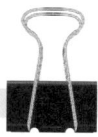

　제가 원래 잠을 깊이 잘 자는 사람은 아니었지만, 23년 전 첫 아이가 태어나서부터는 문제가 심각해졌습니다. 저는 언제든 일어나서 아이를 보살피고, 밥을 먹이고, 돌볼 수 있도록 준비를 해야 했습니다. 그러다 보니 어느 새 매우 얕은 잠만 자고 있다는 것을 깨달았습니다. 하지만 약 20년 동안 이 문제에 대해 특별히 조취를 취한 적은 없었어요. 한 아이로 끝난 것이 아니라 둘째, 셋째 아이까지 낳아 기르다보니 늘 지친 생활의 연속이었어요. 4년 전에야 비로소 그 원인이 수면문제라는 것을 깨달았고 치료를 받아야겠다고 생각했지요.

　저는 잠이 드는 것에는 별 문제가 없었지만, 거의 매일 밤 새벽 2시경에 일어나서 두 시간 이상을 또렷한 정신으로 깨어 있곤 했어요. 그러다가 새벽 4시나 5시쯤에 다시 잠들었지만, 아침 6시에 일어나야 했으니 무척 힘들었죠. 게다가 바쁜 뉴욕 생활로 종일 지쳐 있었어요. 매일 퇴근하고 집으로 달려와 가족들을 위한 저녁을 차려 놓고는 기진맥진 쓰러지기 일쑤였으니까요. 수면문제가 저에게 무슨 영향을 미치는지 깨닫고 나서야 전환점을 맞이했죠.

　그 무렵 저는 새롭게 내과 전문의의 진료를 받기 시작했습니다. 그녀는 갖가지 질문을 한 후 제 수면패턴에 대해 물었습니다. 병원을 떠날 때에는 제가 해야 할 일과 하지 말아야 할 일의 목록을 건네주었습니다. 그 목록에 적힌 그대로 실천하는 사람들의 90퍼센트가 밤새도록 잠을 푹 잔다고 했어요. 내용은 카페인과 술을 절대 섭취하지 말고, 매일 밤 같은 시각에 잠자리에 들며, 일주일에 다섯 번씩 운동을 하라는 것 등이었습니다. 물론 훌륭한 내용이었지만 제게 도움이 되지는 않았어요. 이미 저는 목록에 있는 것들을 100퍼센트 하고 있었거든요.

　그러던 중 한 친구가 같이 중국의 운동 프로그램인 기공 수업에

다니자고 제안했어요. 강사는 기공을 하면 잠을 잘 자게 될 것이라고 했지만 그렇지 않았어요. 그때 우연히 한 이웃에게 '밤에 푹 잘 자는 법'이라는 마음챙김 명상 워크숍을 소개받았습니다. 검색해 봤더니 괜찮아 보였어요. 홍보물에 따르면, 하루에 45분씩 명상을 하면 약 8주 후에는 숙면을 취하게 될 것이라고 했어요. 개인적 일정 때문에 워크숍에는 참석할 수 없었지만, 나중에 개인 강좌를 찾아 마음챙김에 기반한 스트레스 감소 프로그램에 참가하기 시작했습니다.

그리고 이와 거의 비슷한 시기에 배론 박사님을 방문했어요. 몇 번의 면담 후 박사님은 제게 웨일 코넬 수면의학센터(Weill Cornell Center for Sleep Medicine)에서 하룻밤을 보내보면 어떻겠냐고 권했습니다. 결국 제 얼굴, 심장, 다리에는 전극이 연결되었어요. 참혹한 정도는 아니었지만 꽤 불편했고, 이 모든 장치를 달고 과연 잠을 잘 수 있을지 걱정됐어요. 그래도 잠을 좀 잔 것 같긴 한데, 다음날 아침 몸에서 전극을 모두 떼어내고 걸어 나갈 때에는 엄청난 해방감이 들었던 기억이 나네요.

좋은 소식은 제가 수면무호흡증이 아니라는 것이었죠. 배론 박사님은 한밤중에 잠이 깨는 저의 수면 패턴이 만성 불면증을 암시한다고 했어요. 진단 결과에 따라 처음에는 졸피뎀(zolpidem)을 처방받았고 그 다음에는 에스조피클론(eszopiclone)을 처방받았어요. 하지만 어느 약도 잘 듣지 않았어요. 몸은 완전히 지쳤는데 정신은 온전히 깨어 있는 매우 불편한 느낌이었죠. 기존의 약들이 제게 듣지 않자 배론 박사님은 트라조돈(Trazodone)이라는 새로운 약을 추천해주었습니다. 불면증에 도움이 되는 가벼운 항우울제라고 했던 거 같아요.

트라조돈은 효험이 있었지만 그건 겨우 퍼즐 한 조각에 불과했습니다. 배론 박사님은 매 면담 때마다 저에게 질문이 가득한 설문지를 내미셨어요. 예를 들어 차에 앉아 있거나 영화를 볼 때 잠이 드는가? 매일 밤 몇 번이나 깨는가? 등이었죠. 면담 때마다 박사님이 기록하신 저의 대답을 보니 차도가 있다는 것이 눈에 보였어요. 느리지만 확실하게 저는 잠을 더 잘 자기 시작했습니다.

또 하나 도움이 된 것은—요즘에도 제가 한밤중에 깰 때마다 떠올리는 건데—늘 완벽함이 아닌 개선을 목표로 삼아야 한다는 배론 박사님의 원칙입니다. 바꿔 말하자면 얼마나 많은 시간을 자는가에 초점을 맞추지 말고, 낮 동안 기분이 어떤지에 초점을 맞춰야 한다는 것입니다. 또한 박사님은 변화가 하룻밤 사이에 일어나지 않을 것이라고 누차 강조했습니다.

결국 해법은 트라조돈과 명상, 완벽함이 아닌 개선을 추구해야 한다는 이해, 이 과정은 시간이 걸리는 일이라는 인식, 배론 박사님과의 정기적인 면담, 이 모든 것의 조합이었습니다. 저는 지금 트라조돈을 규칙적으로 복용하고 있고 10개월마다 배론 박사님을 만납니다. 그리고 한 달에 한 번씩 스트레스 감소 전문가를 만납니다. 아울러 매일 아침 명상을 하려고 노력하고 한밤중에 깨도 명상을 합니다.

일찍 잠자리에 들수록 개선될 확률이 높아진다는 것을 깨달은 이후 저의 수면 상태는 점점 더 좋아지고 있어요. 지금까지도 밤 10시 30분 전에 잠자리에 들어 아침 6시 30분까지 누워 있는 습관을 유지하고 있답니다. 여전히 밤에 깨지만 보통은 다시 잠들 수 있어요. 이제 더 이상의 고통은 없어요. 잠들지 못한 채 밤을 지새우지 않는다는 것만으로도 제겐 얼마나 큰 축복인지 몰라요.

저는 지금 쉰 네 살이에요. 첫째 딸은 23년 전에 태어났지만, 지난 10년은 수면에 있어서 최악의 상황이었지요. 아이들이 자라 더 이상 자다 깨서 돌볼 필요는 없었지만 수면 패턴이 그렇게 굳어져 버려서 어쩔 수 없었어요. 하지만 지금은 제가 배우고 실천한 모든

> 것들 덕분에 상황이 훨씬 나아졌습니다. 우리의 목표는 완벽함이 아닙니다. 변화가 일어나려면 시간이 걸리고 에너지와 노력 또한 많이 들죠. 제약회사들은 마법의 약이라고 계속 세뇌시키지만 그런 건 없습니다. 수면문제는 다각도에서 종합적으로 공략해야 합니다.

마이라는 우리에게 생각할 거리를 많이 남겨 주었어요. 우선 담당 내과 전문의가 수면위생을 개선하는 것부터 시작한 점은 절대적으로 옳습니다. 안타깝게도 마이라의 경우는 수면위생 외에 조금 더 강한 조치가 필요했지만 말이에요. 하지만 이 또한 드문 경우는 아닙니다. 마음챙김 명상, 최면 요법, 침술 등도 일단 해 보면 무척 많은 도움이 됩니다. 저는 항상 환자들에게 *아프지 않으면 한번 해 볼 만하다*고 말합니다.

- 마이라가 말했듯이 병원에서 밤새 수면검사를 받는 것은 두려운 경험이 될 수 있습니다. 저도 환자들에게 밤새 수면검사를 받는 것이 그리 썩 좋은 시간은 아닐 거라고 알려 줍니다. 하지만 검사 중 단 몇 시간만이라도 숙면을 취하면, 문제가 무엇인지를 진단하는 데 도움이 됩니다. 그러니까 너무 스트레스 받지 마시길 바랍니다.
- 처음에는 졸피뎀(상품명 앰비엔(Ambien))과 에스조피클론(상품명 루네스타(Lunesta))이 마이라에게 도움이 될 것이라고 생각했습니다. 마이라가 잘 잠들 수 있도록 졸피뎀을 시도했지만 그다

지 효과가 없었고, 잠이 잘 오고 잘 깨지 않게 하는 에스조피클
론을 처방했지만 역시 별다른 효과를 보이지 않았습니다. 그래
서 불안이나 우울증이 수면문제의 원인이 될 수도 있다고 이야
기를 했더니 마이라도 같은 의견이었어요. 그때 우리는 트라조
돈을 시도해 보았고 이후 계속 유지하고 있습니다.

- 마이라가 언급한 설문지는 주간 엡워스 졸림척도(Epworth Sleepiness Scale)라고 하며, 임상 의사들이 환자들의 낮 동안의 졸림 정도를 평가하기 위해 사용하는 도구입니다. 완벽하지는 않지만 치료 진행 상황을 추적하는 좋은 방법이에요. 이 척도에는 8개의 상황이 제시되어 있으며 환자는 각 상황에서 졸거나 잠들 가능성을 점수로 기입합니다(절대 졸지 않음 0점, 졸 가능성이 약간 있음 1점, 졸 가능성이 꽤 있음 2점, 졸 가능성이 높음 3점). 24점 만점 중 8~10점을 넘으면 지나치게 존다는 뜻입니다.

- 수면이란 우리가 '완벽하게' 해낼 수 있는 대상이 아닙니다. 우리가 이상적이라고 믿는 8시간을 꽉 채워 연속으로 잘 수 없는 사람도 많습니다. 그래도 괜찮아요. 우리는 문제를 어떻게 개선할 것인가를 살피고, 하루의 컨디션이 어떤가에 초점을 맞추어야 합니다. 마이라는 '잘못된 것'에 지나치게 신경 쓰지 않음으로써 본인의 수면문제를 적절하게 개선할 수 있었습니다.

또 다른 환자인 조단의 이야기로 만성 불면증의 다른 측면을 들을 수 있었습니다.

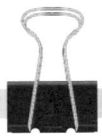

저는 39살입니다. 경영 컨설턴트인데, 스트레스가 많은 직업이지요. 스트레스는 제가 배론 박사님을 찾아간 이유 중 하나이고 예닐곱 살 때부터 앓았던 다른 질환과도 밀접한 관련이 있습니다. 바로 편두통이지요.

저는 평생 수면문제를 겪어 왔습니다. 그 이유 중 하나는 소음과 빛에 매우 민감했기 때문입니다. 어렸을 때부터 제 침실에는 암막 커튼이 꼭 있어야 했습니다. 저는 문 밑에 수건을 깔아서 문소리가 최대한 안 나게 했고, 잠을 잘 수 있도록 조용히 해 달라고 부모님께 늘 말씀드렸어요.

중학교에 입학했을 때, 제 삶에 새로운 요소가 찾아들었습니다. 바로 수영 팀에 합류하게 된 거죠. 연습을 하려면 일찍 일어나야 했어요. 새벽 4시 45분일 때도 있었고 5시 15분일 때도 있었어요. 그렇게 일찍 일어나기 위해서는 저녁 8시나 9시에 잠자리에 들어야 했습니다. 여름철에는 그 시간에도 밖이 환하기 때문에 몸은 아직 잘 준비가 되지 않았는데도 잠을 청하는 경우가 많았습니다.

그것이 제 수면문제의 가장 큰 원인이었어요. 저는 일찍 일어나는 것 때문에 낮에 지칠까 봐 일찍 잠자리에 들려고 애썼어요. 중학교 때는 2년 동안 수영 팀에 있었고 고등학교 때는 거의 내내 수영 팀에 있었어요. 잠자리에 들 준비가 안 되어도 자야 하니까 잘 시간이 다가오면 매우 예민해졌습니다. 또한 잠을 잘 자지 못하면 다음날 수영 연습과 학교생활이 힘들어질 것을 알기 때문에 더 신경이 쓰였죠.

그 결과 불면증이 생겼습니다. 스트레스를 많이 받는 날이면 신경을 끄지 못해 잠을 잘 못 잡니다. 또 다른 큰 문제도 있어요. 저는 뉴욕에 사는데, 그러다보니 제가 어떻게 해 볼 도리가 없는 소음에 항상 노출되어 있고 무슨 소리인지 예측할 수도 없는 소음이 들릴 때면 불안감이 엄습해 오기도 합니다.

　이 무렵 만난 배론 박사님은 저의 전반적인 수면의 질과 정신적·육체적 건강에 지대한 영향을 미쳤습니다. 박사님과 저는 처음부터 계획을 세워 차근차근 치료해 나가기로 결정했습니다. 그 첫 번째가 스트레스를 줄여 마음을 안정시키는 것이었어요. 지금은 잠자리에 들 무렵이면 마음이 안정됩니다.

　저는 이 문제를 네 가지 방법으로 공략했습니다. 첫째, 저는 이제 운동, 특히 요가를 매일 합니다. 2009년에 요가를 시작했지만 꾸준히 한 적은 없었어요. 하지만 지난 2년간은 일주일에 다섯 번씩 꾸준히 했어요. 요가를 하면 집중력이 향상되기 때문에 수면의 질에 가장 큰 영향을 주었을 거라 생각해요. 특히 수련이 시작되기 전과 수련이 끝난 후에 조용히 앉아 있을 때는 마음을 텅 비울 수 있습니다. 이는 정신없이 달리는 제 마음을 멈추는 데 도움이 되지요.

　두 번째로 제가 한 일은 모든 유발 인자를 주시하는 것입니다. 아까 편두통이 있다고 말했지요. 수면 유발 인자와 편두통 유발 인자는 서로 연관되어 있습니다. 저는 퇴근 후 친구들과 술을 한두 잔 마시곤 했는데, 이젠 끊었습니다. 오후에는 커피 한 잔을 마시곤 했는데, 그것도 끊었어요. 술과 커피를 줄이니 편두통을 줄이는 데 도움이 되었고, 이것은 제게 상당한 추가 혜택이 되었습니다. 요가와 함께했더니 한 달에 발생하는 편두통의 횟수뿐만 아니라 통증의 정도도 줄일 수 있었거든요.

　세 번째로 제가 한 일은 제 입에 들어가는 모든 것을 주의 깊게 살피는 것입니다. 지난 1년 반 동안 저는 거의 모든 식사를 집에서 요리해 먹었어요. 일주일에 다섯 번 이상 집에서 저녁을 준비하고, 점심과 아침 식사도 집에서 하고 있어요. 이것은 저의 전반적인 건강과 수면의 질에 지대한 영향을 끼쳤어요. 왜냐하면 제 몸 속으로 무엇이 들어가는지 더 잘 알게 되었기 때문이에요.

저는 과거에 엄청난 양의 졸피뎀을 섭취했어요. 그렇게라도 잠을 자려고 했지만 잘 되지 않았고 이를 위한 현실적인 계획도 없었어요. 제대로 먹지도 않았고, 운동도 잘 하지 않았고, 스트레스를 받기도 했어요. 이러한 문제들이 이미 제 삶의 일부로 굳어져서 다시 하나하나 살펴보고 고쳐야 했습니다.

네 번째로 제가 스트레스를 관리하기 위해 한 일은 배론 박사님이 언급하기 전에는 전혀 생각하지 못했던 것입니다. 전에는 매일 밤 정확한 시간에 잠자리에 들었어요. 보통 11시였지요. 졸음이 오든 안 오든 불을 끄고 침대에 누웠어요. 그런데 그 틀을 완전히 깨 버렸답니다. 지금은 피곤할 때에만 잠을 자고, 가끔은 새벽 1시나 2시까지 깨어 있기도 합니다. 정말 피곤할 때만 잠자리에 들어요. 게다가 30분 정도 여유를 두고 기다려요. 만약 잠이 안온다면, 일어나서 한 발 후퇴한다 생각하고 약간의 졸피뎀을 먹습니다.

"괜찮아, 난 30분 동안 기다렸고, 마음을 가라앉히려고 노력했어. 오늘 먹는 것도 제대로 챙겨 먹었고 요가도 했잖아. 난 모든 일을 올바르게 했어. 그런데도 내 몸은 잠들고 싶지 않은가 보네. 졸피뎀 3밀리그램을 복용하고 이 상황을 끝내는 게 낫겠어."라고 말하는 상황은 이제 한 달에 몇 번밖에 안됩니다. 저의 가장 중요한 목표는 수면을 어떤 두려운 일로 보는 것이 아니라 저와 공생 관계에 있는 것으로 보는 것입니다. 배론 박사님 덕분에 수면을 대하는 심리에 대해 알게 되었어요. 제가 침대와 한바탕 거창한 대결을 벌일 필요는 없다는 것이지요.

또 한 가지, 3일 밤을 푹 자고 하룻밤을 잘 못 잤더라도 그 하루 때문에 괴로워하지 않을 거예요. 저는 제 자신에게 "괜찮아 조단, 3일 밤은 잘 잤고, 오늘 하루 잘 못 잔 거잖아. 평균 7할 5푼의 타율이니까 그렇게 나쁜 건 아니야. 만약 메이저리그였다면 수백만 달러를 벌었을 거야."라고 말할 거예요.

불면증은 삶을 살아가며 주요한 사건들을 겪은 후 발생하기 쉬운데, 조단과 같이 아주 어린 나이부터 불면증을 겪는 사람들도 있습니다. 전문 용어로는 *특발성 불면증*(idiopathic insomnia)이라 하며, 치료하기가 매우 까다로운 편이에요. 수면과 수면건강은 스트레스, 불안, 우울증과 같은 심리적 상태와 밀접한 관련이 있는데, 두통 역시 마찬가지예요.

- 조단이 수영 팀의 요구사항에 맞추려고 수면습관을 바꾼 것은 자신의 체내 시계와 맞서 싸운 거나 다름없는 행동이었어요. 그것은 매우 힘든 일이에요. 불면증과 불안감의 악순환이 만연하게 되지요. 즉 불면증을 앓는다는 것 자체가 잠자는 시간에 대해 불안을 느끼게 하여 불면증을 악화시키고, 이는 역으로 불안감을 악화시키지요. 그러므로 불면증과 더불어 불안과 스트레스를 동시에 치료하는 것이 가장 중요합니다. 그러나 많은 경우 환자들은 불면증 치료는 원하는데, 불면증을 유발하는 불안, 스트레스, 우울, 불면을 야기하는 되풀이되는 생각에는 주의를 기울이지 않습니다. 만약 의미 있는 개선을 원한다면 불면증을 야기하는 모든 관련 요소들에 주의를 기울일 필요가 있습니다.
- 얕은 잠을 자거나 잠드는 게 어려운 사람들은 아주 작은 소음으로도 고통받을 수 있습니다. 그럴 때는 백색소음 기계나 귀마개를 사용해 보세요. 도움이 될 겁니다.
- 조단은 스트레스 감소를 위한 계획을 잘 짜서 십분 활용했습니다. 그중 요가는 규칙적인 명상, 침술, 기공체조, 마사지 요법

등과 같이 마음을 진정시키는 훌륭한 도구입니다. 그런데도 이러한 자연·동종 요법은 불면증에 잘 활용되지 못하고 있어요. 부작용도 없고 경과도 좋은데 안타까운 일이에요.

- 카페인과 술은 수면에 영향을 미치는데, 조단은 그 영향력을 줄이는 훌륭한 일을 해냈습니다. 식습관도 영향을 미칠 수 있어요. 잘 시간이 다 되었는데 갑자기 많이 먹으면 수면방해로 이어질 수 있거든요. 건강한 생활 방식에 좋은 식습관마저 더하면 웰빙을 영위할 수 있습니다.

- 안타깝게도 졸피뎀(앰비엔)이 불면증의 만병통치약 정도로 생각되는 경향이 있습니다. 올바른 상황에서 사용되면 제 역할을 다하기도 하지만, 수면전문가의 역할은 약물을 쓰는 '신속한 치료'와는 별개로 불면증을 치료할 수 있는 장기적인 해결책이 있는지 확인하는 것입니다. 졸피뎀을 활용하는 바른 방법은 다른 접근법을 적절하게 시도해 보았는데도 별다른 효과를 보지 못했을 때 필요한 만큼 복용하는 것입니다.

- 조단은 여기서 매우 중요한 것을 언급합니다. 졸릴 때만 잠을 자는 것은 불면증이 있는 사람들은 하지 못하는 훌륭한 전술이에요. 대부분의 사람은 오히려 더 많이 자길 바라는 마음으로 그다지 졸리지도 않은데 침대에 눕기 쉬워요. 그러면 되풀이되는 생각, 좌절, 불안감 때문에 계속 정신이 말짱한 상태로 침대에 누워 있게 됩니다. 이 모든 것이 불면증을 지속시킵니다. 심지어 밤늦은 시간일지라도 졸릴 때만 잠자리에 드는 것은 정말로 유용한 수면위생 기술입니다.

- 침대와 수면환경에 대해 긍정적인 관점을 갖는 것은 수면에 큰

영향을 미칠 수 있습니다. 그래서 이는 수면위생 개선을 위한 계획을 재정비하는 데도 중요합니다. 대개 불면증은 뇌가 침대를 스트레스나 불안의 장소로 생각하도록 '조건화' 되어 있기 때문에 생긴 결과입니다. 이제 조단은 졸릴 때만 침대에 눕고 다른 수면기법도 잘 실천하기 때문에, 자신의 침대를 '친근한 장소'로 생각하게 되었고, 더 쉽게 잠을 잘 수 있게 되었어요.

- 새로운 접근 방식으로, 조단은 잠들어야 한다는 압박감을 줄이고 자기 자신을 더 편안하게 만들었습니다. 조단의 사례에서 사용하지는 않았지만, 일부 임상 의사들은 역설적 의도(paradoxical intention)로 알려진 수면위생 기술을 사용합니다. 이는 환자들이 스스로에게 "나는 깨어 있고 싶다, 깨어 있고 싶다, 깨어 있고 싶다."라고 말하게 하는 것인데, 오히려 정반대의 효과를 가져옵니다. 불면증에 대한 걱정과 잠이 들면서 생기는 '수행불안(performance anxiety)'(다른 사람들이 보는 가운데 어떤 행위를 하는 것에 대한 공포-역주)을 줄임으로써 잠을 잘 수 있게 도와줍니다.
- 저는 환자들이 비록 잠을 잘 못자는 날이 있더라도 계획을 고수하도록 독려한다는 점에서 코치와 비슷한 면이 있습니다. 불면증은 원래 기복이 있는 증상이라 좋아졌다 나빠졌다 할 것이라고 경고하는데, 그렇다고 걱정할 필요는 없습니다. 우리는 함께 이겨낼 것입니다.

지금쯤이면 확실히 알겠지만 불면증에는 여러 원인들이 있으며 치료에도 여러 접근법들이 있습니다.

만성 불면증은 불면증 인지행동요법(cognitive behavioral therapy for insomnia)으로 효과적으로 치료할 수 있습니다. 약어로 CBT-I라고 씁니다. CBT-I는 침대가 수면을 위한 것이라고 뇌를 재교육하기 위해 임상 의사들이 사용하는 고급 단계의 치료법입니다.

과거 CBT-I는 이 분야 전문가의 도움을 받아 시행하였는데, 최근에는 인터넷 기반 CBT-I 프로그램이 출시되었어요. 수면전문가와 유사한 접근법을 사용하는 SHUTi는 컴퓨터 기반 포맷으로 작동하여 이용자에게 기술을 알려주고 시간이 지남에 따라 생기는 개선사항을 추적합니다. 이러한 접근법이 만성 불면증에 효과적이라는 연구 데이터도 나왔습니다. 그러나 저는 새로운 치료법을 제일 먼저 권하지는 않습니다.

이를 염두에 두고, 가장 중요한 CBT-I 기술인 *수면제한요법*(sleep restriction therapy)과 *자극제어법*(stimulus control therapy)을 살펴보도록 하겠습니다.

수면제한요법은 용어만 보면 치료 과정이 괴롭지 않을까 하는 의구심이 들지만 매우 효과적인 치료법입니다. 이 방법은 반드시 수면전문가의 지도하에 수행해야 하는데 여러분은 그 이유를 곧 알게 될 것입니다.

수면제한요법의 작동원리는 단적인 예를 통해 이해하는 것이 쉽습니다. 어떤 사람이 저녁 8시에 침대에 누웠지만 자정까지 잠들지 못했다고 가정해 봅시다. 자정이 되어서야 겨우 잠이 들었지만 한 시간마다 깨다가 결국엔 오전 8시가 돼서 침대에서 나옵니다. 오후 8시부터 오전 8시까지 12시간 동안 침대에 누워 있었지만 6시간 밖에 안 잔 것입니다.

이게 왜 문제일까요? 사람이 침대에서 너무 많은 시간을 보내면 뇌는 조건화되기 시작합니다. 즉 뇌는 "이 침대는 내가 자는 곳이 아니구나. 내가 고민하는 장소이자 좌절을 느끼는 장소이며 불안감이 드는 장소구나."라고 인식하게 됩니다. 이러니 다시 밤이 찾아와도 역시 잠들기가 매우 힘듭니다.

이런 경우 우리가 할 일은 뇌를 재교육하는 것인데, 수면을 제한하며 실시합니다. 저는 환자에게 새벽 1시까지 잠을 자지 말고 아침 7시에 일어나라고 말합니다. 벌을 주려는 의도가 아니라, 환자가 밤에 최대 6시간만 잘 수 있게 하려는 것입니다.

몇 주가 지나면 환자의 뇌는 스스로 재구성하기 시작합니다. 뇌는 침대에서 6시간만 잘 수 있다는 것을 '알고' 있기 때문에 주어진 시간을 '최대한 활용'해야 하겠지요. 환자는 며칠 동안 수면이 부족하여 온종일 피곤해 할 것입니다. 설상가상으로 저는 낮잠을 잘 수 없다고 말합니다. 이렇게 몇 주가 지나면 뇌는 이렇게 인식하기 시작합니다. "내 침대는 잠을 자기 위한 곳이고 그게 내가 침대에서 하는 일이지." 첫 2주는 지옥 같을 거예요. 대부분의 경우 환자들은 저를 원망하겠지만, 수면제한요법을 끝까지 해 보면 효과가 있습니다.

이 방법은 효과가 좋지만 위험 가능성도 있습니다. 예를 들어 조울증이 있는 사람들은 수면제한을 가할 경우 본격적으로 조증이 나타날 수 있어요. 반드시 수면제한요법 전문가와 함께 시행해야 한다는 것을 재차 강조합니다.

다른 방법인 자극제어법은 침대를 수면과 성관계를 위해서만 사용한다는 고전 규칙으로 되돌아가는 요법입니다. 적용 방식은 다음과 같습니다. 어떤 사람이 밤 11시에 침대에 누웠지만 잠을 잘 수 없다고 가정해 봅시다. 20분이 지나도 잠이 오지 않아요. 그러면 침대에 누워 꼬리에 꼬리를 무는 잇따른 생각에 좌절하지 말고, 침대에서 일어나 집의 다른 구역, 즉 거실이나 어디로든 가서 편안한 활동을 하는 겁니다.

마음챙김 명상(1장에서 언급했듯이 제가 추천하는 명상)이 될 수도 있고, 책 읽기, 오디오북이나 감미로운 음악 듣기, 따뜻한 물로 목욕하기, 촛불을 밝히고 조용히 앉아 있기 등을 할 수 있습니다. 이때 원칙은 평소 의존하고 있는 전자 기기를 떨쳐내고 오롯이 휴식을 취하는 것입니다. 그렇지 않더라도 원래 텔레비전, 태블릿, 컴퓨터, 스마트폰 및 일과 관련된 모든 환경은 확실하게 침실 밖에 두거나 최소한 침대 밖에 두어야 하지요.

일단 편안해졌으면 침대로 돌아가 다시 잠잘 시도를 합니다. 처음에는 낙담하기도 하지만 몇 번이든 반복하면 장기적으로 효과를 볼 수 있습니다.

기억해야 할 핵심은 침대와 침실을 스트레스와 걱정의 장소가 아닌 수면의 장소로 보도록 뇌를 재교육한다는 것입니다. 다음은 또 다른 환자 마를린이 전하는 메시지입니다.

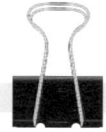

저는 61세로 기혼이며 두 아이의 엄마입니다. 저는 위험관리 및 환자안전 분야에서 일하는 건강관리사입니다. 15~20년 동안 저는 저녁 8시나 9시에 잠을 자고, 자정이나 새벽 무렵에 한 번 깬 다음, 이리저리 뒤척이면서 남은 밤을 보냈습니다. 밤새 푹 자지를 못하는 이 수면 패턴을 수년 동안 반복했어요.

저는 차 애호가입니다. '치료약'과 다름없는 카모마일이나 우연히 알게 된 수면유도 차는 무엇이든 마셔보았어요. 매우 강한 슬리피타임(Sleepytime Tea)도 티백을 두 개나 우려서 마셔보았어요. 어찌됐든 도움이 될 거라 생각했으니까요.

저는 또한 마음챙김 명상 훈련도 했는데 간간이 도움이 되었어요. 그러다가 2012년 말에 한 건강 세미나에 참석했습니다. 강연자 중 한 명이 수면 부족의 문제점에 대해 아주 흥미로운 이야기를 했어요. 저는 자세를 고쳐 앉아 집중해서 들었지요. 고혈압을 비롯한 몇 가지 문제들이 바로 제가 겪고 있는 문제였거든요. 그녀는 또한 개인의 수면 부족이 공중 보건에도 위협을 가할 수 있다는 이야기도 했습니다. 제가 다른 사람을 위험에 빠뜨릴 수 있다는 생각을 하자 겁이 났어요.

이제 수면전문가를 만나는 방법밖에 없다고 판단했어요. 저의 첫 번째 의사는 매우 '교과서적'이었습니다. 일단 저의 수면상태를 파악한 후, 해결책으로 자정까지 자지 않고 있다가 새벽 5시 30분에 일어나보라고 제안했습니다. 저는 그 방법을 실천하기가 몹시 힘들었어요. 침대에 앉아 자정을 기다리는 것은 거의 고문이었지요.

그때 배론 박사님을 만났습니다. 박사님은 매우 다른 접근법인 인지행동요법을 가르쳐 주었습니다. 저는 텔레비전을 즐겨 보지 않고 침대에서 책을 읽는 편인데 그것이 그다지 좋은 습관이 아니라고 했습니다. 알람을 맞추어 놓고 자는 게 숙면을 취하는 데 좋다 해서 지금은 알람 소리에 깨어납니다. 또한 제가 그간 알고 있던 명상을 하며 수면준비를 했습니다. 일정한 수면시간을 정하고 눕기 전에 명상을 하면서 제 몸에게 잠 잘 준비 중이라는 것을 알리는 것입니다. 이 과정은 대단히 중요했습니다.

　박사님은 약을 처방해 줄 수 있다고 했지만, 제가 완강히 반대했어요. 박사님은 강요하지 않았고, 제가 약을 먹지 않고도 수면상태가 나아질 것이라는 데에도 동의하였습니다. 그러다가 제가 발레리안 차를 우연히 알게 되었는데 박사님은 그 또한 가볍게 넘기지 않았습니다. 오히려 허브 차를 어떻게 치료에 활용할 수 있는지 설명해 주었습니다. 또한 제게 수면일기를 쓰라고 권했고 제 수면 목표 시간을 약간씩 늘려주곤 했습니다.

　이러한 일들은 제 인생에 놀라운 변화를 가져왔습니다. 이전 몇 년 동안 저는 제 자신에게 이런 말을 자주 했어요. "들어봐, 넌 강한 아이잖아. 그냥 굳세게 견뎌내." 하지만 효과는 없었지요. 아무리 잠이 안 온다 한들, 누가 네다섯 시간이나 눈을 뜬 채 누워 있고 싶겠어요?

　또한 30분 이내에 다시 잠들 수 없다면, 일어나서 다른 일을 해도 된다는 것도 배웠어요. 저는 한 번도 그렇게 해 본 적이 없었고 처음엔 그 방법이 탐탁지 않았지요. 지금은 간혹 밤에 두세 번 정도 일어날 때도 있지만 아주 드물고 그 간격도 길어졌어요. 그리고 만약 깬다 해도 다시 잠들 수 있고 한 번도 깨지 않는 밤도 많아요. 일어나면 대부분 충분히 휴식을 취한 기분이 들고 무슨 일이 일어나든 준비된 것처럼 충전된 느낌입니다.

　점진적 근육이완요법도 수면을 촉진하는 데 도움이 된 방법이에요. 또한 수면 활동을 추적하는 장치를 사용하기도 하고, 잠자리에 들기 약 한 시간 전에 천연 물질인 멜라토닌을 5밀리그램 복용하기도 합니다. 인공적으로 햇빛을 재현하기 위해 아침에 램프를 켜 놓기도 해요.

　만약 가장 중요한 세 가지를 꼽아야 한다면, 일정한 취침 시간, 항상 맞춰 놓은 알람, 그리고 수면의 중요성에 대한 깨달음과 감사의 마음입니다.

슬리피타임 차와 같이 처방전 없이 활용할 수 있는 치료법도 좋지만, 특히 마를린처럼 수년간 고통을 겪어 온 사람들에게는 좀 더 적극적인 전략이 필요합니다. 다음은 반복해서 새겨둘 사항들입니다.

- 수면문제는 자신의 건강뿐만 아니라 타인의 건강에도 영향을 미칠 수 있습니다. 졸음운전을 생각해 보세요.
- 수면을 제한하는 방법은 그 효과가 강력할 수 있지만 모든 사람에게 적용할 수 있는 것은 아닙니다.
- 마를린은 자신이 세운 계획을 잘 지켰기 때문에 성공을 거두었습니다. 그리고 무엇보다 열린 마음을 가지고 있었어요. 우리가 시도하는 불면증 치료 방법 중 일부는 일반적인 직관에 어긋나 보일 수 있기 때문에 열린 태도가 매우 중요합니다.
- 저는 약물 자체에 반대하는 것은 아니지만, 만약 약 없이 치료할 수 있다면 그게 더 최선입니다.
- 수면일기를 기록하면 의사와 환자 모두 더 객관적인 방식으로 진행 상황을 평가할 수 있습니다. 한 가지 추천 드리자면 미국수면의학회(American Academy of Sleep Medicine)의 홈페이지(http://yoursleep.aasmnet.org/pdf/sleepdiary.pdf)에 있는 일지가 괜찮습니다.
- 어떤 사람은 하루 다섯 시간의 수면만으로 충분하겠지만 그건 정말 드문 경우입니다.
- 마를린이 말하는 점진적인 근육이완요법이란 15분 정도 머리부터 발끝까지의 근육을 수축시켰다가 이완하는 요법입니다. 각 근육을 적극적으로 수축시키고 이완하고 나면 몸과 마음이

모두 편안해집니다. 인터넷에 이와 관련된 좋은 (게다가 무료인) 자료들이 많이 있으니 관심 있는 분은 찾아보시길 바랍니다.
- 마를린의 사례는 자극조절요법이 무엇인지 아주 잘 설명해 줍니다. 저는 마를린에게 침대를 잠자는 용도 말고는 다른 어떤 것으로도 사용하지 말라고 충고했습니다. 이제 마를린은 잠이 오지 않을 때에는 다시 잠들 준비가 될 때까지 다른 곳에서 휴식을 취하는 방법을 씁니다.
- 멜라토닌의 경우 일반적으로 1~3밀리그램(알약 또는 액체 형태로)을 추천하지만, 사람에 따라 5밀리그램 이상 복용할 수도 있습니다. 마를린이 아침에 램프를 켜 놓는 것은 뇌가 멜라토닌 생산을 중단하여 마를린이 일어날 수 있게 '속임수'를 부리는 것입니다. 잘 때 멜라토닌을 먹고 아침에 햇볕이나 밝은 빛을 쬐면 체내 시계를 조절하는 데 큰 도움이 됩니다.

마이라, 조단, 그리고 마를린이 채택한 접근법을 써도, 만성 불면증은 호전되기까지 상당한 시간이 걸릴 수 있고 수면제와 같은 약물을 추가해야 할 수도 있습니다.

수면에 도움이 되는 약물 및 물질은 다음과 같은 몇 가지 범주로 분류할 수 있습니다.

- 알프라졸람(alprazolam, 자낙스(Xanax)), 클로나제팜(clonazepam, 클로노핀(Klonopin)), 로라제팜(lorazepam, 아티반(Ativan)), 디아제팜(diazepam, 바리움(Valium))을 포함한 벤조디아제핀계(benzodiazepine) 약물(때로는 '벤조스(benzos)'라고도

함). 이 약물들은 뇌와 몸의 긴장을 풀어주며 일반적으로 불안, 공황 발작 등을 줄이기 위해 정신의학 분야에서 사용합니다.

- 에스조피클론(eszopiclone, 루네스타(Lunesta)), 졸피뎀(zolpidem, 앰비엔(Ambien)), 잘레플론(zaleplon, 소나타(Sonata))과 같은 소위 비벤조디아제핀계(non-benzodiazepine) 약물. 'Z 등급'약물로 알려진 이 약들은 비벤조디아제핀 수용체 제제라고 부르며, 실제로 벤조디아제핀 없이 뇌에서 벤조디아제핀 수용체를 활성화시킵니다. 벤조디아제핀계 약물만큼 근육을 이완시키거나 불안을 줄이지는 못하지만 수면을 유도하는 효과가 있습니다.

- 처방전 없이 살 수 있는 멜라토닌과 라멜테온(ramelteon, 로제렘(Rozerem))처럼 멜라토닌 기반 약물도 효과적입니다. 멜라토닌에 대해서는 5장에서 더 이야기할 것입니다.

- 수보렉산트(Suvorexant, 벨솜라(Belsomra))는 다른 약물과 전혀 다른 방식으로 작동하는데, 뇌의 각성을 촉진시키는 물질을 차단함으로써 수면을 유발합니다.

- 그밖에 트라조돈(trazodone)이나 독세핀(doxepin) 같은 항우울제, 또는 쿠에티아핀(quetiapine, 쎄로켈(Seroquel))과 같은 항정신병제(antipsychotics)가 있습니다. 이들은 미국식품의약국(FDA)의 인가를 받지 않은 경우가 많습니다.

- 애드빌(Advil PM), 타이레놀(Tylenol PM), 베나드릴(Benadryl)과 같이 처방전 없이 살 수 있는 약품들은 디펜히드라민(diphenhydramine)을 함유하고 있는데, 이것은 졸음을 유발하는 항히스타민제입니다.

- 마지막으로 체리 추출물, 발레리안 등과 같은 천연성분의 물질이 있습니다(5장 참조).

우리가 먹는 모든 것에는 늘 위험이 따르기 마련이지만, 특히 이러한 약물에 주의해야 할 점은 다음 날 현기증이나 숙취를 느낄 수 있다는 것입니다. 또한 벤조스에는 중독의 위험이 있으며, 벤조스나 비벤조스를 복용한 밤에는 폐쇄성 수면무호흡증(OSA)이 악화될 가능성도 있습니다. 천연물질이라 해도, 처방전 없이 구입한 약품이나 약초를 복용하기 전에는 반드시 의사와 상의하세요.

또 한 가지 주의해야 할 점은 이부프로펜(ibuprofen(예: 애드빌PM)), 아세트아미노펜(acetaminophen(예: 타이레놀PM))과 같이 처방전 없이 살 수 있는 약들은 시간이 지나면 약 성분이 간에 영향을 미칠 수 있다는 것입니다. 굳이 필요하지 않다면 자주 복용하지 않는 것이 좋습니다. 만약 이 중 하나를 복용해야 한다면, 디펜히드라민(항히스타민제 베나드릴(Benadryl)의 다른 이름)이 들어 있고 'PM'이 붙은 것을 사는 것이 좋습니다. 하지만 의학 문헌과 저의 임상 경험으로 보아 디펜히드라민이 수면제로는 분명 좋지 않습니다.

여기에는 몇 가지 이유가 있는데, 가장 두드러진 이유는 숙면 여부와 상관없이 다음날 숙취를 느낄 수 있기 때문입니다. 또한 디펜히드라민에 생기는 내성 때문에, 동일한 효과를 얻기 위해서 점점 더 많은 양을 복용해야 하기도 합니다. 감기나 기타 단기적인 문제에는 'PM'성분을 사용해도 괜찮지만, 그럴 경우에도 이틀 밤 이상 의존하지 않는 게 좋습니다.

어떤 약을 복용할지 선택하는 것은 복잡한 과정이고 여러 가지 요인을 고려해야 합니다. 첫째, 잠드는 것의 문제인지, 잠이 든 상태를 유지하는 것의 문제인지, 아니면 둘 다의 문제인지를 결정해야 합니다. 약마다 제 역할과 용도가 다르기 때문이에요. 둘째, 환자가 처방받은 약과 상호작용을 일으킬 수 있는 또 다른 약을 복용하고 있는지 확인해야 합니다. 셋째, 다른 건강상의 문제들이 제대로 치료되었는지 점검해야 합니다. 가령 호흡 중지가 발생한 원인이 치료되지 않은 OSA 때문이라면 바로 졸피뎀을 복용하는 것은 적절하지 않을 거예요. 그런 경우 OSA를 치료하고 어떻게 불면증이 개선되는지 보는 것이 더 바람직합니다. 그 이후에도 환자가 여전히 한밤중에 깬다면 졸피뎀 복용을 고려해 볼 수 있습니다.

불면증에 있어서 불안과 우울증은 무척 중요한 사안입니다. 잠을 못 자서 진료실을 방문한 많은 환자들은 실제로 '수면' 자체에는 문제가 없습니다. 알고 보면 불안과 우울로 힘들어하는 것이지요. 고전적으로 불안은 불면문제를 유발하고 우울증은 너무 이른 아침에 깨는 조기각성을 유발합니다. 저 역시 수면전문가로서 이들을 도울 수 있고 치료해 나갈 수 있지만, 많은 경우 전문 치료사나 정신과 의사의 진료가 큰 도움이 될 것입니다.

특정 물질이 불면증을 유발하거나 악화시킬 수 있습니다. 예를 들어 니코틴은 각성제이기 때문에 취침 두 시간 전이라도 담배를 피우면 잠을 잘 못 잘 수 있어요. 다이어트 약도 신체를 각성시켜 잠들거나 잠든 상태를 유지하기 어렵게 만듭니다. 카페인 역시 영향력이 한동안 지속될 수 있어서(에너지 상승효과가 사라진 후에도 몇 시간 동안) 잠들기가 어려워질 수 있습니다.

마지막으로 많은 사람들이 저녁식사 때나 잠자기 직전의 와인 한

잔은 숙면에 도움이 된다고 생각합니다. 그런데 그렇게 술의 힘으로 잠이 들고 나면 처음 한 시간 남짓은 괜찮을지 모르지만, 대사가 되고 나면 신체기능을 저하시키는 술의 성질 때문에 몸의 반응이 역으로 나타납니다. 예를 들면 편안한 상태였는데 갑자기 땀을 흘리거나 입이 마르고 소변이 마려워서 깰 수 있습니다. 게다가 코골이나 OSA를 악화시킬 수 있고, 밤새 각성 상태를 만들 수 있어요. 결론은 불면증을 술에 의존하는 것은 좋지 않다는 것입니다.

요약 및 실천 계획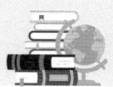

다시 말하지만 수면위생이란 낮에 활기를 띄고 밤에 정상적이고 질 높은 수면을 취하는 데 필요한 일련의 관행입니다. 불면증을 퇴치하기 위한 초기 계획 단계에서는 수면위생을 향상시키는 것이 최선일 것입니다.

- 가장 시작하기 쉬운 방법은 잠자기 30~60분 전에 발광화면이 있는 전자 장치를 끄는 것입니다. 침대에서 절대 사용하지 말고 한밤중에 잠에서 깨도 사용하지 않아야 합니다.
- 침대와 침실은 오직 수면과 성관계 용도로만 사용하세요. 만약 이외에 뭔가를 해야 한다면, 15~20분 동안 종이로 된 책이나 잡지를 읽으세요. 부드러운 음악을 듣는 것도 좋습니다.
- 자고 일어나는 시간을 엄격히 유지하세요. 특히 많은 사람들이 '늦잠'자는 주말이 중요하다고 생각하는데, 이것은 체내 시계를 내던져버리는 것과 같습니다.
- 규칙적으로 운동하세요. 가급적이면 아침에 하는 것이 좋습니다.
- 오후 1~2시가 지나면 카페인 섭취를 금하세요.
- 담배를 끊고 술을 줄입니다. 특히 잠잘 시간에 가까워질 때 주의합니다.
- 아침에 햇빛을 받으면 지금이 깨어 있을 때라는 것을 뇌에 알릴 수 있습니다. 20분 정도가 적당한데, 이는 피부가 햇볕에 그을리지도 않고 뇌가 멜라토닌을 차단하기에 적당한 시간입니다.
- 하루에 충분한 물을 마셔야 하지만 잠자기 두 시간 전부터는 안 마시는 게 좋습니다.
- 마음챙김 명상과 같이 몸과 마음을 이완시키는 기법을 규칙적으로 연습하세요.

수면위생을 개선하는 것이 불면증 치료의 시작이지만, 아래와 같이 다른 치료 방법도 있습니다.
- 행동 수정: 자극조절요법, 수면제한요법
- 약물: 벤조 약물, 비벤조 약물 및 기타
- 의학 문헌에 따르면 약물 치료는 단기간에 최고의 효과를 내고, 행동 수정은 장기적인 효력을 냅니다.
- 약물 치료와 행동 수정을 조합한 접근법이 제일 효과적이라고 할 수 있습니다.

CHAPTER
05

자연에서 온 그대로

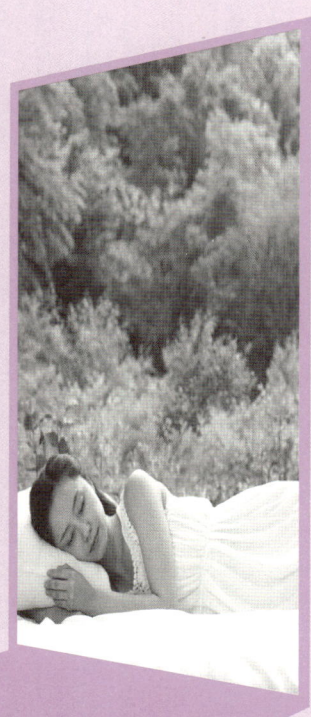

CHAPTER 05
자연에서 온 그대로

많은 환자들이 불면증에 도움이 되는 자연요법에 대해 물어봅니다. 저 역시 치료에 *도움이 되면서도* 해를 주지 않는 자연적인 방법을 선호합니다. 제가 가끔 추천하는 보충제로는 멜라토닌, 발레리안 뿌리, 마그네슘, 체리 추출물, 시계풀 등 여러 가지가 있습니다. 대개 안전하지만 약물과의 상호작용이 일어날 수 있기 때문에 따로 복용 중인 약이 있는지 복용 전에 의사에게 꼭 알려야 합니다.

자연요법은 비타민과 비슷한 범주로 분류됩니다. 그 의미는 자연요법이 미국식품의약국(FDA)의 규제를 받지 않기 때문에 한 회사 약의 순도가 다른 회사의 것과 같지 않을 수도 있다는 것입니다. 그렇기 때문에 저는 항상 평판이 좋은 제품을 구매하라고 권합니다.

위약과 비교하여 자연물질의 효능을 입증해 주는 과학적 데이터가 아직은 많지 않습니다. 일부 데이터는 자연물질이 유해할 수 있음을 암시하기도 합니다. 예를 들어 발레리안은 간 손상을 일으킬 수 있다는 식이지요. 그래도 저는 환자들에게 자연요법을 추천할 것입니다. 말 그대로 자연이니까요. 지푸라기라도 잡는 심정이라면 도움이 될 것입니다. 처방전이 필요한 수면제와 인체 유해성과의 상관관계를 보여주는 데이터와 비교했을 때, 자연물질의 영향이 그보다 나쁘지 않다고 개인적으로 확신하고 있습니다.

멜라토닌

멜라토닌은 어둠이 시작될 때 우리의 뇌가 자연적으로 만들어 내는 호르몬입니다. 초기에 멜라토닌은 소나 돼지로부터 얻은 천연 영양보충제였으나 오늘날에는 실험실에서 합성되어 어느 약국에서나 쉽게 구입할 수 있습니다. 특별히 처방 약이 필요하다고 판단되지 않을 경우 보통 치료 첫 단계에서 추천합니다. 저는 일단 자연스럽게 치료가 되는지 지켜보았다가 더 강한 단계로 넘어갑니다.

멜라토닌은 우리가 잠들 수 있게 도울 뿐 아니라 지속적인 수면이 가능하도록 해 줍니다. 알약이나 액체 형태로 나오며 필요할 때마다 복용할 수 있습니다. 저는 시작 단계에서 보통 1~3mg 정도의 멜라토닌을 처방합니다. 잠드는 것에 문제가 있다면 잠자기 30분 전에, 도중에 잠이 깨는 것이 문제라면 바로 잠자기 직전에 복용합니다. 알약이나 액체 형태는 거의 모든 슈퍼마켓이나 약국에서 쉽게 찾을 수 있어요.

멜라토닌은 일반적으로 안전하지만, 여느 약과 마찬가지로 부작용이 있을 수 있습니다. 어떤 환자들은 10mg까지 필요하지만 다음 날 숙취가 느껴질 수 있고 OSA나 다른 진짜 문제를 가려버릴 수 있어요. 간혹 사람들이 멜라토닌을 복용하다 중단하는 경우가 있는데, 효과가 없다고 생각하거나 멜라토닌 때문에 악몽을 꾸었다고 생각하기 때문입니다. 멜라토닌이 생식 능력에 영향을 미칠 수 있다는 의견도 있지만 아직 검증되지는 않았습니다.

멜라토닌에 대한 또 다른 흥미로운 사실은 멜라토닌이 강력한 항산화 작용을 한다는 것입니다. 항산화제는 우리 몸이 활성 산소로 인한 각종 질병과 싸우는 것을 돕습니다. 활성 산소란 우리 몸에서 자연적으로 일어나는 신진대사 및 기타 반응들의 부산물이에요. 11장에 나올 것인데 멜라토닌 분비의 감소는 수년 동안 야간근무를 하는 사람들이 왜 암 발병 위험성이 높은지에 대해 설명해 줍니다.

발레리안

발레리안은 유럽과 아시아 일부 지역에서 서식하는 개화식물입니다. 그 이름은 '강하고 건강하기 위해'라는 뜻의 라틴어 valere에서 유래했습니다. 발레리안은 고대 그리스 로마 시대부터 약초로 사용되었어요. 유명한 의사인 히포크라테스는 그 특성이 무엇인지 밝혔고, 갈렌(Galen(130-200, 그리스의 의사-역주)은 나중에 불면증 치료제로 처방했습니다. 역사적으로 발레리안은 진정제, 방부제, 항경련제 그리고 편두통 치료제로 사용되어 왔어요. 또한 경련을 진정시키는 특성이 있기 때문에 생리통을 완화시키는 데에도 쓰였습니다.

발레리안은 뇌 및 중추 신경계의 중요한 억제성 신경전달물질인 감마-아미노부티르산(gamma-aminobutyric acid: GABA)의 특성을 강화합니다. 발레리안만 먹기도 하고 발레리안-홉을 섞은 것을 먹기도 합니다. 잠자리에 들기 30~60분 전에 복용하든 필요할 때마다 복용하든 효과에는 별 차이가 없지만, 일부 보고에 따르면 효력을 내는 데 2주 정도의 시간이 걸린다고 합니다. 적당한 용량은 300~450mg입니다.

모든 수면보조제와 마찬가지로 발레리안 역시 과다복용하면 복통, 무감각, 정서적 둔감이나 가벼운 우울, 현기증 또는 졸음이 올 수 있어요. 특히 운전이나 중장비를 조작하기 전에는 이러한 잠재적인 부작용에 각별한 주의를 기울여야 합니다. 밤에 비정상적으로 많은 용량을 복용할 경우 다음 날 아침 숙취 같은 느낌을 받습니다.

발레리안은 중추 신경계 우울증을 유발할 수 있기 때문에, 만약 술을 마시고 있거나 벤조디아제핀(benzodiazepine), 바비튜레이트(barbiturate)), 아편제(opiate), 카바(kava) 또는 항히스타민 제제를 복용 중이면 발레리안을 먹지 말아야 합니다. 일부 연구데이터에서는 발레리안을 스쿠텔라리아(scutellaria, 일반적으로 황금(黃芩)이라 부름)와 함께 복용할 경우 단기간에(며칠에서 몇 달까지) 간을 손상시킬 수 있음을 언급하고 있습니다. 장기 복용 후에 따르는 금단 증상도 보고되고 있기 때문에, 어느 물질이든 복용하기 전에 의사와 상담해야 합니다.

체리 추출물

체리 주스는 멜라토닌과 아미노산 트립토판의 천연 공급원입니다. 트립토판은 세로토닌을 거쳐 멜라토닌이 됩니다. 많은 사람들이 알고 있는 세로토닌은 부족할 경우 우울증이 생깁니다. 항우울제는 뇌의 세로토닌 양을 증가시킴으로써 우울증을 치료하는 것입니다. 시큼한 체리 주스에 들어 있는 붉은 루비 색소는 특별한 효소를 함유하고 있는데 이는 몸의 염증을 줄일 뿐만 아니라 트립토판이 분해되는 것을 막아 트립토판이 체내에서 더 오래 작동할 수 있게 합니다.

카모마일

'지구의 사과'라는 그리스어 용어에서 유래한 카모마일은 약용 목적의 허브 차로 사용되는 데이지 꽃처럼 생긴 식물의 이름입니다. 건초열, 염증, 근육 경련, 월경 장애, 궤양, 위장 질환, 치질, 불면증 등에 이르는 다양한 질환을 치료하는 데 사용됩니다.

수면에서는 카모마일 내의 화합물이 GABA와 상호작용하며(발레리안처럼) 수면에 도움이 되는 편안한 성분을 제공합니다.

하지만 카모마일 차에 있는 아피게닌(apigenin)이라는 물질은 약물과 상호작용하여 잠재적으로 해를 입힐 수 있습니다. 항혈소판제, 항응고제, 비스테로이드성 소염제(예: 아세트아미노펜) 및 항부정맥제, 항고혈압제와 함께 복용할 경우에도 약물 상호작용이 나타날 수 있습니다.

카모마일은 자궁 수축을 유발하여 유산을 일으킬 수 있기 때문에, 국립보건원(NIH)은 임신 및 수유 중에 복용하려면 충분히 숙고할 것을 권장합니다. 매번 강조하지만, 복용 전 의사에게 문의하세요.

그 밖의 자연요법

마그네슘은 중추 신경계를 안정시킴으로써 수면에 도움을 줍니다. 녹색 채소, 밀 배아, 호박씨, 아몬드 등에 존재하고, 많은 다른 약물과 상호작용할 수 있습니다. 다만 너무 많이 섭취하면 심각한 심장 질환을 일으킬 수 있으므로 복용 전 항상 의사와 상의하세요.

　세월로 검증된 자연적인 불면증 치료법으로는 자기 전에 따뜻한 우유를 마시는 것이 있습니다. 단백질과 탄수화물의 조합도 수면을 유도하는 최고의 음식이지요. 추수 감사절 만찬 후에 졸린 이유를 흔히 칠면조 고기에 많은 양의 트립토판이 있기 때문이라고 생각하기 쉬운데, 이는 사실 십중팔구 칠면조와 함께 많은 양의 탄수화물을 먹었기 때문입니다. 그 결과 소위 식곤증, 다른 말로 '푸드 코마(food coma)'라 부르는 상태가 오는 겁니다.

　라벤더오일 역시 많은 문화권에서 오랫동안 민간요법으로 사용되어 왔어요. 잠자리에 들기 전에 따뜻한 목욕물에 뿌려 목욕을 하고 나면 마음을 진정시키고 잠을 청하는 데 도움이 됩니다.

　L-테아닌은 녹차 잎에 함유된 물질로 심장 박동을 늦추고 스트레스에 대한 면역 반응을 낮출 뿐만 아니라 불안을 완화시키는 특성이 있어 불면증에 효과가 있다고 합니다. 다시 한 번 말씀드리지만 복용 전에 의사와 먼저 상의하는 것 잊지 마시고요.

　시중에서 판매하는 차도 효과가 있습니다. 허브와 여러 식물로 제조된 슬리피타임 차는 휴식을 돕고 수면을 촉진한다고 합니다.

　지금까지 불면증과 관련하여 음식과 음료에 대한 주제를 다루었는데, 무엇이든 배를 가득 채우고 잠자리에 드는 것은 결코 좋지 않다는 점을 꼭 기억하세요. 허기진 채 잠자리에 드는 것도 힘든 일이기 때문에 한 가지 간단한 방법은 잠자리 30분 전에 가벼운 간식을 먹는 것입니다. 예를 들어 땅콩버터 한 스푼과 바나나 반개, 치즈를 곁들인 통밀 크래커 정도가 되겠네요.

요약 및 실천 계획

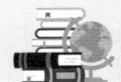

불면증 치료에 사용할 수 있는 약초와 천연물질들은 많습니다. 하지만 그 효용성에 대한 연구데이터가 완전하지 않으며, 이러한 물질들의 복용과 안전성에 모순점을 밝히는 보고서가 여전히 많습니다. 그러므로 지금까지 시도해 온 것과 현재 복용 중인 것, 처방전 등을 의사에게 분명히 전해야 합니다.

- 간단한 것부터 시작하세요.: 잠자리에 들기 전에 따뜻한 우유 마시기, 라벤더오일로 목욕하기, 가벼운 간식 먹기 등을 실천할 수 있습니다.
- 좋은 수면습관은 필수입니다.: 다시 확인하고 싶다면 1장과 4장으로 돌아가서 수면위생과 명상에 대해 읽어 보세요.
- 제가 환자들에게 제일 먼저 권하는 자연물질은 멜라토닌입니다.: 대체로 안전하기 때문에 여러분께도 추천해 봅니다.
- 발레리안이나 마그네슘 같은 다른 물질들도 효과가 있습니다. 단 복용 전에 의사와 상의해야 합니다.

CHAPTER 06

폐쇄성 수면무호흡증

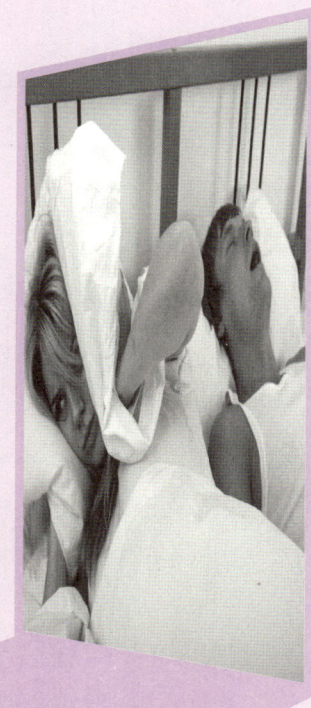

CHAPTER 06
폐쇄성 수면무호흡증

    폐쇄성 수면무호흡증은 심각한 질환입니다. 장기적으로 우리 몸에 해를 끼치고, 뇌졸중이나 심장 마비 및 기타 주요 문제를 일으킬 수 있어요.

    무호흡증(apnea)이란 용어는 일시적인 호흡 중지를 의미합니다. 폐쇄성 수면무호흡증, 즉 OSA는 수면 중 발생하는 가장 흔한 호흡 문제이며, 북미 남성의 20~30%와 여성의 10~15%가 앓고 있는 것으로 보고되고 있습니다. 사회가 고령화되고 점점 비만해짐에 따라 OSA는 훨씬 더 널리 퍼질 것입니다.

    우리가 깨어 있을 때, 뇌는 상기도를 열어 두라는 신호를 보냅니다. 혀, 편도선, 목젖(목구멍 뒤쪽의 '샌드백') 및 연구개(입 속 '지붕'의 뒷부분)도 포함해서요. 그러다 잠이 들면 근육이 이완되면서 상기도가 좁아집니다.

    OSA를 앓는다는 것은 단순히 기도가 좁아진다는 것이 아니라, 기도가 밤새 여러 번 닫히는 것을 의미합니다. 보통 이런 경우 혀가 목구멍 뒤쪽으로 넘어가는데, 이로 인해 뇌가 완전히 깨어나거나 아니면 아주 얕은 수면상태로 들어가게 됩니다. 결과적으로 OSA 환자는 8시간 내내 잠을 잔다 해도 기도가 밤새 반복적으로 닫히기 때문에 수면의 질이 매우 나빠, 자고 일어나도 상쾌하지 않을 수 있어요.

하루나 이틀 밤 OSA가 나타났다고 해서 큰 문제가 되지는 않지만 수년에 걸쳐 OSA가 심각한 정도로 나타날 경우 혈압, 혈당, 체중에 영향을 미칩니다. 게다가 OSA를 앓고 있는 많은 사람들은 이를 가는 것도 걱정합니다. 아침에 두통이 오거나 심지어 이명(귀 울림)도 호소합니다. 밤새 소변을 보려고 깨거나(대부분 전립선 질환으로 오인됨), 위 역류 증상(속쓰림)이 나타날 수 있어요.

호흡 방해가 없는 사람의 기도는 완전히 열린 상태에요. 비강뿐만 아니라 혀 뒤쪽에도 많은 공간이 있어서 숨을 들이쉬고 내쉴 때 공기가 아무 동요 없이 움직일 수 있지요.

반면 코를 고는 사람의 기도는 더 '좁습니다.' 원인으로는 여러 가지가 있어요. 비강의 막힘(감기나 알레르기에 의해 발생함), 목구멍 뒤쪽으로 넘어가는 혀와 연조직, 과도한 체중, 탈수상태, 체내 축적된 알코올이나 특정 약물, 흡연에 노출, 특히 어린아이들에게 잘 일어나는 편도선 비대 등이 그것이죠. 들이쉰 공기가 좁아진 기도를 따라 돌진하면서 난기류가 생기고 연조직이 빠르게 진동하면서 코 고는 소리가 나게 됩니다.

만약 기도가 완전하게 닫힌다면—연구개, 혀 또는 그 두 개가 목구멍 뒤쪽으로 떨어짐으로써— 무호흡증, 즉 호흡 중지가 일어납니다. 무호흡증은 10초 정도 지속되지만, 1분이나 그 이상까지도 지속될 수 있습니다. 무호흡증은 뇌를 자극하여 환자를 깨우거나, 움직이게 하거나, 숨을 헐떡거리게 하거나, 이 상황을 돌파하기 위해 또 다른 무언가를 하게 할 수 있어요. 한두 번 일어난다고 해서 해로운 것은 아닙니다만, 수년 동안 밤마다 이런 일이 반복된다면 문제가 생길 수 있습니다.

세 가지 시나리오—정상 호흡, 코골이, OSA—의 다이어그램은 구글 이미지 검색에서 '폐쇄성 수면무호흡'을 검색하면 찾아볼 수 있습니다.

불면증과 같이, OSA는 나이가 들수록 더 자주 발생하며 남녀 모두에게 일어납니다. 폐경 전 여성들은 사실 OSA로부터 어느 정도 보호됩니다. 물론 앓을 수도 있지만 그 가능성은 낮아요. 그러나 폐경기에 이르러 더 이상 에스트로겐과 프로게스테론이 생성되지 않으면 여성의 위험성은 거의 남성의 수준에 다다릅니다.

에스트로겐은 여성만이 가지고 있는 호르몬으로 지방 세포의 축적과 관련이 있습니다. 에스트로겐이 더 이상 분비되지 않으면 지방 조직은 원래 정상적일 때에는 쌓이지 않았던 부분, 특히 목 부위에 축적될 수 있어요. 목 부위에 지방 조직이 자꾸 쌓이면(아주 미세하게 관찰됨), 기도는 더 좁아져서 OSA의 위험이 증가될 수 있습니다.

또한 프로게스테론은 호흡 자극제로서의 역할을 비롯하여 신체에 많은 작용을 합니다. 폐경기 이후의 여성은 프로게스테론이 부족하여 자는 동안 깊은 호흡을 못하기 때문에 OSA의 발생 위험성이 증가될 수 있습니다.

OSA를 판가름하는 특징은 밤새 기도가 얼마나 자주 닫히는가에 달려 있습니다. 시간당 5회 미만으로 발생하는 것이 정상입니다. 만약 천 명의 사람들을 무작위로 추출하여 수면검사를 받게 하면, 대다수의 사람들이 시간당 두세 번의 무호흡 증상을 보이며 이 정도는 정상입니다. 경미한 OSA의 경우 시간당 5~15회의 호흡 중지가 발생하며, 중등도의 OSA의 경우 시간당 15~30회의 호흡 중지가, 심각한 OSA의 경우 시간당 30회 이상의 호흡 중지가 발생합니다.

일정 기간 경증 또는 중등도의 OSA가 나타난 사람들은 건강에 큰 지장을 받지 않지만, 심각한 OSA로 고통받는 사람들은 다른 건강 문제가 발생할 위험이 높습니다. 예를 들면 심혈관 질환, 뇌졸중, 심장 마비, 그리고 혈당 문제가 생길 수 있어, 10년이나 15년 후 OSA는 사망률에 큰 영향을 미칠 수 있습니다. 심각한 OSA의 경우 심지어 암 발병과도 관련이 있습니다. 이는 한 사람의 인생이 몇 년 단축될 수 있는 심각한 문제입니다.

이 문제의 해결방법으로는 무엇이 있을까요? CPAP로 불리는 지속형 양압기가 그 한 가지 답입니다. 마스크와 호스로 구성된 기계이며 잘 때 착용합니다. CPAP는 가압된 공기를 비강을 통하거나 또는 비강과 입을 통하여 목구멍 뒤쪽으로 보내어 혀와 연조직이 아래로 흘러 내려가 기도가 막히는 것을 방지합니다. 이렇게 밤새 공기 통로를 열어 두는 기도 부목(airway splint) 역할을 하는 것이지요. 사용자를 위해 대신 호흡해 주는 것이 아니라 공기 통로에 걸리는 게 없게 하여 코골이, 나아가 OSA가 발생하지 않도록 도와주는 것입니다.

CPAP에는 여러 유형이 있는데, 유형별로 착용 후기가 다양합니다. CPAP에 관한 많은 '괴담'도 있지만, 많은 사람들이 수월하게 적응합니다. 크리스는 수년 동안 CPAP를 사용해 온 제 환자입니다. 크리스의 이야기를 들어봅시다.

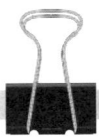

저는 57세예요. 약 20년 전 제게 수면 문제가 있다는 것을 처음 알았어요. 언젠가 여자 친구가 자고 있다가, "어유, 코 엄청 골던데."라고 말했어요. 항상 그런 건 아니었기 때문에 제가 코를 그렇게 심하게 고는 줄은 몰랐어요. 하지만 사실 제 코고는 소리 때문에 여자 친구는 짜증이 난 채 계속 깨어 있었던 거예요. 한동안 그 문제에 대해 특별히 무엇을 하지는 않았어요. 그 후 1년쯤 지나 친구들과 캠핑을 갔어요. 우리는 서로 다른 텐트에서 잤는데, 다음 날 아침 친구들이 모두 모였을 때 똑같은 말을 들었어요. "와, 코 엄청 잘 골더라."

그것이 변화의 계기가 되었어요. 저는 이비인후과 전문의에게 가서 검사를 받았습니다. 제 목젖이 매우 크다고 하면서, 피부 조각이 목구멍 뒤쪽에 매달려 있는 모습을 설명해 주었습니다. 이것이 문제일지도 모른다고 했어요. 의사는 녹음장치가 달린 가정용 수면 검사기를 주었습니다. 저는 밤새 그걸 착용한 후 돌려주었어요. 다음 검진 때 의사는 "네, 코골이가 심하네요. 목젖을 약간 깎아내면 나아질 것입니다."라고 말했어요. 저는 "네, 그러지요."라고 대답했고 수술을 받았어요. 10분 정도 걸리는 간단한 수술이었어요. 일주일 동안 목이 아팠지만, 몇 주 후에 다시 검사를 해 보니 코골이가 나아진 것으로 나왔어요.

그렇게 한동안 개선되는 듯 했는데 다시 문제가 발생했어요. 이 무렵 체중이 늘었는데, 그것이 문제라는 사람도 있었어요. 어쨌든 크게 신경 쓰지 않았어요. 어느 날 제가 활동하는 밴드에서 베이스를 연주하는 친구와 이야기를 하고 있었는데, 의사가 무호흡증이 의심된다고 하여 검사를 받으러 간다고 하더군요. 괜찮은 생각 같아서 저도 수면센터를 찾아가 보았어요. 몸에 전극을 붙여 검사를 받았고, 저 역시 무호흡증이라는 결과가 나왔어요. 그게 밤에 제가 자주 깼던 이유였어요.

제 증상은 매우 미약한 편이었어요. 병원 직원이 양압기(CPAP)를 주면서, 압력은 어린이용만큼 매우 낮게 설정했다고 했습니다. 그 말에 저는 안심했고 실제로도 생각보다 나쁘지 않았어요. CPAP에는 비강 마스크가 달려 있는데, 입이 벌어지는 느낌이 나는 걸 보니 제가 여전히 입으로 숨 쉬고 있다는 걸 알았습니다. 가끔 TV를 보면서 깜박 졸다가 저의 코 고는 소리에 잠을 깰 때도 있었어요. 심하진 않았지만, 여전히 호흡 중단이 있다는 걸 알 수 있었지요.

저는 다시 수면전문의에게 가서 재검사를 받았고 안면 마스크가 달린 새 기계를 받았습니다. 그 이후 계속 사용하고 있어요. 기계를 작동시키면 코를 골지 않고 푹 잡니다. 살도 조금 빠졌는데 그것도 도움이 된 것 같아요.

저는 휴가지에도 CPAP 기계를 챙겨 가요. 바하마, 네덜란드, 파리에 가지고 갔었지요. 가방에 여분의 공간을 조금만 마련하면 돼요. 유럽 현지의 전류에 맞는 어댑터를 사야 했지만 구하기 어렵지 않았어요. 덕분에 지난 10년 동안 잠을 못 잔 건 한두 번 뿐이에요.

크리스 사례에 대한 몇 가지 고찰입니다.

- 폐쇄성 수면무호흡증을 앓고 있는 사람들은 그 사실을 종종 친구로부터 알게 됩니다. 새로운 환자가 와서 "친구/여자 친구/배우자가 제가 코를 심하게 곤다고 해요."라며 운을 떼는 경우가 많지요. 대중들의 인식이 높아지면서, 검사를 받고자 하는 사람들이 늘어가고 있습니다. 모든 코골이가 OSA는 아니고 모든 OSA에 반드시 코골이가 동반되는 것은 아니지만 충분히

OSA의 시작점이 될 수 있어요.

- 크리스가 받은 수술은 목젖절제술이라고 합니다. 연구개를 절제하는 수술과 결합시킬 수 있으며, 그 조합은—흠, 전문용어 나갑니다— 목젖 입천장 인두 성형술(uvulopalatopharyngoplasty), 다행히 이니셜 UPPP로 통합니다. 지난 몇 년 동안 선호도가 떨어졌는데, 그 이유는 OSA에 큰 효과가 없었기 때문입니다. 코골이는 줄일 수 있어도, OSA의 주된 이유는 혀가 목구멍 뒤쪽으로 떨어지는 것과 관련 있다는 걸 기억하세요. 이런 종류의 수술은 별로 도움이 되지 않습니다.

- 가정 검사와 병원 내 검사에는 차이가 있습니다. 만약 문제가 OSA일 것 같으면 가정 검사를 받아도 됩니다. 병원에서 하는 수면다원검사(polysomnogram: PSG)는 여러 개의 전극을 연결하여 다양한 매개 변수를 모니터링합니다. 한편 가정 수면검사는 공기의 흐름과(코와 입의 센서를 통해) 산소 레벨만을(손가락의 산소 농도계로) 간단히 측정합니다. 대부분의 사람들이 가정 검사가 병원 PSG보다 더 쉽고 편안하다고 생각하지만, 문제는 가정 검사가 실제 수면시간을 측정하지 못하거나 수면 중에 발생하는 다른 문제를 설명하지 못한다는 것입니다. 하지만 단순한 OSA라면 일반적으로 가정 검사가 괜찮습니다.

- OSA가 있으면 체중 감량이 어려울 수 있습니다. OSA가 치료되고 나면 배고픔을 조절하는 호르몬이 재배열되어 에너지 레벨이 올라가고 운동 욕구/능력이 증가될 수 있습니다. 이 두 가지 모두 잠재적으로 체중 감소를 가져옵니다.

- CPAP를 잘 활용하면 삶의 질을 높일 수 있습니다. 크리스가 여

행할 때 CPAP를 잘 가지고 다닌 걸 보면 알 수 있지요. 휴대용 CPAP 장치가 따로 있긴 하지만 표준 장치의 본체도 여행하기에 지장이 없을 만큼 자그마합니다. 단 환자들에게 여행할 때에는 가습 장치를 떼어내라고 말합니다. 그러면 가습 기능을 쓸 수 없지만, 기계의 부피를 많이 줄일 수 있습니다.

- CPAP에는 세 가지 유형의 인터페이스, 즉 전면 마스크(코와 입을 덮음), 비강 마스크(코만 덮음), 비강 베개(콧구멍에 장착하는 '플러그')가 있습니다. 마스크를 선택할 때에는 몇 가지 고려할 요인이 있답니다. 크기가 적당한지, 얼마나 편안한지가 중요한 요인이에요. 환자의 코가 계속 막혀 입으로 숨을 쉬는 경우 비강 인터페이스는 효과적이지 않을 수 있으므로 전면 마스크를 선택하는 것이 좋습니다. 저는 개인적으로 전면 마스크는 부피가 커서 꺼리지만 크리스 같이 적절한 환자에게는 엄청난 도움이 될 수 있습니다.

- OSA를 검사하는 '고전적인' 방법은 야간 수면검사 실시 후 다른 날을 잡아 야간 CPAP 검사를 하여 환자에게 어떤 장비가 필요한지 파악하는 것입니다. 환자들이 선호하는 또 다른 옵션은 분할야간검사(split-night test)로 OSA의 진단 및 치료를 모두 포함하는 개념입니다. 장점은 하룻밤(이틀 밤이 걸리는 것과는 대조적으로) 동안 진행되기 때문에 환자가 더 빠른 시일 내에 CPAP를 착용할 수 있다는 것입니다. 단점은 검사 기간이 하룻밤뿐이라 검사에서 충분한 정보를 얻지 못할 수도 있다는 것입니다.

또 다른 환자인 아서는 CPAP에 대해 약간 다르지만 역시 긍정적인 경험을 했습니다.

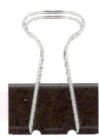

저는 69세이고, 20년쯤 전에 수면 문제가 시작되었습니다. 당시 나이는 50세 정도였고 저는 세계적인 월스트리트 투자 은행에서 홍보 및 광고 부서를 담당했습니다. 극도의 스트레스를 받으며 전형적인 A유형(경쟁적이고 긴장하고 성급함을 나타내는 심리용어-역주) 간부의 삶을 살고 있었죠. 시간이 흐를수록 저는 점점 더 많은 책임감을 부여받았고, 더 오랜 시간 동안 더 열심히 일했어요. 그러다 보니 운동량은 젊은 시절보다 훨씬 적어졌죠. 고객들에게 일주일에 두어 번 저녁 식사를 대접했고, 일주일에 네다섯 번 점심 식사를 대접했어요. 스트레스를 받으면 먹는 것으로 푸는 제 모습을 보고 저는 음식에서 손쉽게 위안을 찾는 사람이라는 것을 알게 되었지요. 그렇게 몇 파운드씩 야금야금 찌더니 어느새 과체중이 되었어요.

또한 점심을 먹고 나면 졸음이 밀려왔고 하루를 마무리할 때에는 주체할 수 없을 만큼 피로를 느꼈습니다. 매년 건강 검진 때마다 저는 내과 전문의에게 저의 이런 상태를 말했고, 상태가 4~5년 동안 지속되자 의사는 수면 클리닉에 가보라고 했습니다. 그 조언에 따라 저는 온몸에 전선을 부착한 채 하룻밤을 지내며 검사를 받았습니다. 다음 날 새벽 5시 30분경에 검사를 마치고 병원을 나왔어요. 밤새 정상적으로 거쳐야 할 수면주기를 제대로 거쳤다는 말을 들었죠. 그리고 며칠 후 중등도의 수면무호흡증이라는 결과를 받았어요.

수면전문의는 제게 CPAP를 착용하는 게 좋겠다고 했어요. 코에 공기를 주입하여 기도를 열어 주는 마스크와 튜브로 구성된 장치라고 하더군요. 덕분에 한동안 잠을 잘 수 있었는데, 안타깝게도 비용이 비쌌지요. 불편하기도 했고, 장비 때문에 머리가 벗겨지고 눈썹도 4분의 1이나 빠졌어요. 마스크도 사용하기 어색했어요. 제 상태에 적합한 설정을 찾는 것도 올바르게 착용하는 것도 어려운 일이었어요.

다음으로 찾은 곳은 웨일 코넬 수면의학센터였는데, 그곳의 수면클리닉에서도 하룻밤을 보내며 검사를 받았습니다. 그간 몇 년이 흘렀으니 결과도 이전과 약간 다르게 나왔고 저도 사뭇 다른 사람이 되어 있었습니다. 5년 전에 심장 삼중혈관우회수술을 받았거든요. 수술 후 직장을 그만두고 거의 매일 체육관에서 운동을 했어요. 아울러 엄격하고 건강한 식단을 지키면서 상당한 체중을 감량했습니다.

검사 결과는 중등도의 수면무호흡증에서 아주 경미한 상태의 수면무호흡증으로 개선된 것으로 나왔습니다. 하지만 배론 박사님은 그렇다고 이 질환이 완치된 것은 아니라고 말했습니다. 그리고 최신 CPAP 장비의 인체공학적 특성을 발 빠르게 가르쳐 주었어요. 저는 수면클리닉에서 또 다른 밤을 보내며 몇 가지 마스크를 시험해 보고 제게 맞는 새로운 유형의 마스크를 골랐어요. 제 얼굴에 꼭 맞게 조정하는 과정에서 문제가 생기기도 했고 장비에 익숙해지기도 만만치 않았지만, 다행히 금세 적응할 수 있었어요. 현재 숙면을 취한 후 느끼는 상쾌함을 생각하면 그 정도 고생이야 아무것도 아니에요.

이제 매일 밤 마스크를 착용하는데, 밤잠이 가져다주는 기쁨을 실컷 누리고 있답니다. 밤 11시쯤 자고 아침 7시 30분~8시에 일어나요. 제 나이에 그렇듯 화장실에 가기 위해 이따금씩 일어나기도 하지요. 그러면 30분 정도 깨어 잠을 못 이루기도 하지만, 침대에 누워 있다 보면 다시 잠이 듭니다.

체중 감량, 다이어트, 운동, 그리고 새로운 마스크까지 모든 방법을 동원하니 새로운 사람으로 태어나는 것까지는 아니어도 확실히 상태가 좋아졌습니다. 아내와 저는 최근에 결혼식이 있어 여행을 했는데 CPAP 장비도 가져갔어요. 작은 키트라서 짐을 싸기도 쉬웠어요. 프랑스 파리와 다른 지역에서도 잘 소지해 다녔고 작동하는 데도 문제없었어요.

마지막으로 두 가지만 말씀드릴게요. 첫째, 아버지는 명확한 진단을 받지 않았지만 제가 몇 가지 조사를 해 본 바로는 아버지도 수면무호흡증일 가능성이 높습니다. 둘째, 체중을 상당히 줄이고 운동을 시작했는데도 수면무호흡증이 나아지지 않아서 처음엔 조금 실망했어요. 하지만 지금은 나이가 들면서 신체가 변한다는 사실을 받아들이고 있지요. 그러면서 수면무호흡증도 나타나는 거겠죠. 지금의 제 건강 상태에 몹시 만족합니다. 수면건강도 아주 좋은 상태이고 새로운 CPAP 장비 덕분에 제 삶의 행복한 시간을 되찾았다고 생각해요.

아서의 경험으로 많은 것을 생각해 볼 수 있습니다.

- 먼저 스트레스는 균형 잡힌 건강을 무너뜨려 체중 증가, 수면 부족, 그리고 전반적인 체력 저하 등 부정적인 결과를 낳을 수 있어요. 게다가 우리가 알고 있는 것처럼, 운동 부족은 수면 능력에 악영향을 줍니다. 우리 몸은 움직이도록 설계되어 있어

요. 그렇지 않으면 과도한 에너지를 '불태워' 버리지 못해 밤에 잠들기가 어렵습니다. 여러 연구 결과에 따르면 규칙적인 운동을 하루에 20~30분 정도만 해도 불면증을 크게 개선할 수 있다고 합니다.

- 우리는 보통 점심 식사 후 피로감을 느낍니다. 흔히 식곤증이라고 부르지요. 우리의 일주기성 신호(circadian signal, 이것이 우리를 깨어 있게 함)는 보통 이른 오후에 약해지는데 이 때문에 어떤 나라에서는 시에스타(siesta, 특히 더운 나라에서 점심에 낮잠을 자는 시간-역주)를 갖습니다. 더군다나 전형적인 미국식 식단(과도한 탄수화물, 충분하지 않은 채소량)은 식곤증의 증상을 더 심화시킬 수 있습니다. 아서가 앓는 수면장애에 식곤증까지 더해지면, 그가 왜 피로감을 느꼈는지 이해가 됩니다.

- CPAP를 처음 사용하는 사람들은 종종 같은 불만을 호소합니다. 불편하고, 폐소공포증을 일으키고, 소음이 거슬린다고 해요. 이는 충분히 나올 수 있는 불만이에요. 그러니 때로는 장비를 공급하는 가정 의료 회사뿐만 아니라 의사의 입장에서도 알맞은 마스크를 찾기 위해 추가적인 노력을 들여야 합니다. 어떤 경우에는 CPAP에 적응하는 2주 동안 졸피뎀(앰비엔)과 같은 간단한 과정의 수면제를 처방하거나 멜라토닌을 복용하게 합니다. 이런 식으로 '고비를 넘기면' 드디어 CPAP에 대한 만족도가 높아지게 됩니다.

- 매우 마른 사람일지라도 OSA를 앓을 수 있습니다. 우리가 기억해야 할 점은 OSA가 있는 사람이 수면 중 기도가 폐쇄되는 것은 상기도가 해부학/생리학적으로 '비좁은' 편이기 때문이라

는 것입니다. 체중과는 거의 상관없이 이러한 현상이 나타날 수 있으며, 아서의 사례처럼 오히려 나이와 유전에 기인할 수 있습니다.
- 아서의 사연에서 찾을 수 있는 중요한 교훈은 누군가가 과거에 CPAP를 한번 시도했다가 실패했다고 해서, 앞으로도 계속 CPAP를 착용할 수 없는 건 아니라는 것입니다. 요즘은 이 분야의 발전이 급속도로 이루어지기 때문에 마스크와 장비가 나날이 정교해지고 새로워지고 있어요. 처음에 실망했을지라도 포기하지 말고 시도해 봐야 합니다.
- 요즘 여행/공항 당국이 CPAP를 가지고 다니는 것에 대해 문제 삼는 경우는 매우 드물어요. 제 환자들이 기술적으로 덜 발달된 나라로 여행을 갈 경우, 저는 CPAP가 무엇이고 왜 CPAP를 가지고 다녀야 하는지 설명하는 편지를 써줍니다. 대부분 효과가 있습니다.

제가 흔히 받는 질문은 CPAP가 환자를 위해 '호흡해 주는지'에 대한 여부입니다. 정답은 아니오입니다. CPAP는 계속해서 가압된 공기를 불어넣고 있지만, 중환자실 환자에게 쓰는 인공호흡기는 아니랍니다. CPAP는 OSA처럼 기도가 막히지 않고 환자가 스스로 호흡할 수 있도록 도와주는 것입니다. CPAP를 사용하다 하룻밤 중단하면, OSA가 이전의 상태로 돌아갈 수는 있지만 그렇다고 더 악화되는 것은 분명 아닙니다. 어떤 사람들은 CPAP에 '중독'되거나 습관이 될 것이라고 생각하는데, 그렇지 않습니다.

마스크에는 여러 종류가 있고, 매년 새로운 유형이 나오고 있어요. 20년 전 CPAP를 사용해 본 사람들은 보통 이렇게 말할 거예요. "마치 커다란 다스 베이더(Darth Vader, 영화 스타워즈의 등장인물-역주) 가면을 쓰고 있는 것 같았지. 끔찍했어." 요즘 마스크는 훨씬 작고 좋답니다.

이 문제에 대해 자주 받는 또 다른 질문은 "CPAP를 사용한 후에 그만 두면 OSA가 악화될까요?"입니다. 대답은 아니오입니다. 치료 전 상태로 돌아갈 뿐입니다.

만성 코골이와 OSA는 상기도에 염증을 일으킵니다. 염증은 연조직의 부종을 유발하고(발목을 삐었을 때와 유사함), 부종의 결과 기도가 더 좁아지게 됩니다. CPAP를 사용하면 이러한 염증이 줄어들게 됩니다. 밤마다 CPAP를 사용하다가 하룻밤 중단하더라도 코를 골지 않는다는 말을 듣겠지만 이게 사실이라 하더라도 OSA가 완치되었다는 의미는 아닙니다. CPAP를 며칠 더 사용하지 않으면 염증이 재발하게 되고, OSA는 코골이가 시작된 지점으로 되돌아가게 됩니다.

결론은 CPAP가 코골이를 개선시킨다는 것입니다. 그리고 이를 뒷받침하는 의학 문헌도 많이 있습니다.

이 말은 CPAP의 이점을 누리지 못하는 사람들도 있다는 뜻이지요. 다음으로 많이 쓰이는 OSA 치료법은 윗니와 아랫니에 끼우는 마우스가드인 하악전방이동장치(mandibular advancement device: MAD)입니다. 잠자기 직전에 입에 끼우면, 아래턱(하악골)을 몇 밀리미터 앞으로 이동시켜 줍니다. 턱을 앞으로 이동시키면 혀와 연조직이 목구멍 뒤쪽에서 멀어지기 때문에 수면 중에 방해물이 생길 가능성이 낮아지겠지요. 이것은 경증 또는 중등도 OSA에 효과적이에요. CPAP에 적응하지 못하는 환자 중 OSA가 심한 경우에도 유용합니다.

  고품질의 하악전방이동장치는 전문 교육을 받은 치과 의사가 제작하며, 500달러에서 2,500달러 사이의 고가일 수 있어요. '끓인 물에 담갔다가 깨무는' 버전은 훨씬 저렴하지만(50~100달러), 효과가 약하고 내구성이 떨어져요. 만약 누군가가 실제로 OSA가 없는데 코를 곤다면(수면 검사로 판단한 결과), 코 바깥쪽에 붙여 비강을 열어주는 좁고 기다란 밴드 모양의 코골이 방지 밴드를 추천해요. 또한 온라인에서 파는 '끓인 물에 담갔다가 깨무는' 방식의 MAD도 괜찮습니다. 하지만 OSA를 앓고 있는 사람에게는 추천하지 않습니다.

  저의 또 다른 환자인 마이클은 OSA 치료 과정에 MAD를 적절히 잘 활용한 좋은 사례입니다.

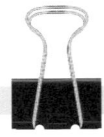

  저는 곧 59세가 됩니다. 수면 문제를 처음 겪었던 기억은 제가 새로운 일을 시작했던 1980년대 중반으로 거슬러 올라갑니다. 낯선 일에 긴장했던 탓도 있었지만 그전부터 아침에 너무 일찍 눈이 떠져 힘들어 하고 있었어요. 밤에 잠이 드는 것과 깨지 않고 자는 것에는 어려움이 없었지만 새벽 4시나 5시면 눈이 떠지곤 했어요.

  그뿐만이 아니었어요. 또 다른 문제는 충분히 자고 일어나도 피로가 회복되지 않는다는 느낌이 또렷이 든다는 것이었어요. 잠은 그럭저럭 잤겠지만 극도의 피곤함을 느끼면서 일어나야 했어요.

  결국 내과 의사를 찾아가 진료를 받았고 잠을 잘 잘 수 있게 약도 처방받았습니다. 무슨 약이었는지 기억나진 않지만, 딱히 도움이 되지 않았어요. 몇 년 후에 수면센터에 가서 야간 검사를 받았어요. 검사 후 수면전문의는 제게 심한 수면무호흡증이 있는 건 아니라고 말했고, 다른 약을 처방해 주고 행동교정 수업을 받으라고 했습니다.

그 의사는 코골이 치료를 위한 구강 장치도 추천해 주었어요. 하악전방이동장치(MAD)라고 부르는 것으로 권투 선수가 링에서 착용하는 것과 비슷하다고 말했어요. 아래턱을 앞으로 이동시켜 기도를 열어주는 장치래요. 덕분에 잠깐이나마 코골이를 하지 않았지만 아내는 옆에서 여전히 힘들어 했어요. 아내는 잠을 얕게 자는 편이고 저 역시 잘 자는 사람이 아니니, 매우 나쁜 조합이었지요. 저는 코를 골고, 다리를 걷어차고, 밤새 몸을 뒤척였어요.

그러다가 3~4년 전에 배론 박사님을 처음 만났습니다. 초기 접근법은 저의 수면위생과 행동 문제를 연구하면서 제가 먹는 여러 가지 수면제를 바꾸고 줄이는 것이었습니다. 하지만 저에겐 별로 효과가 없었어요. 결국 박사님은 제게 또 다른 수면 검사를 해 보자고 했고, 검사 결과 제가 등을 대고 누울 때 수면무호흡증이 일어난다는 것을 알게 되었습니다.

요즘 제가 시도하고 있는 행동요법은 취침 시간이 다가오면 텔레비전이나 컴퓨터를 보는 대신 명상을 하고, 조명을 모두 꺼서 편안한 침실을 만드는 것입니다. 이러한 행동요법을 충실히 수행하면서 효과를 보고 있는 중입니다.

배론 박사님과 한때 CPAP를 시도했지만, 저는 도저히 적응할 수가 없었어요. 박사님은 다른 것으로 바꾸며 이렇게 말했어요. "만능 해결책이라 할 수는 없지만, 구강 장치를 조금 더 강하게 설정해 봅시다." 그 말은 제 턱이 원래 위치보다 조금 더 앞으로 나오게 MAD를 조절하자는 것이었어요. 적응하는 데 시간이 조금 걸렸고, 아침에 일어났을 때 턱이 정상 위치로 즉시 돌아오는 건 아니었지만 대략 10분 정도 지나면 돌아왔어요. 제 생각에도 이렇게 좀 더 강한 설정이 효과가 있었던 것 같아요.

그동안 저는 살을 약간 뺐는데 그것도 도움이 되었습니다. 요즘도 가끔 행동요법을 실천해요. 구강 장치를 사용하고, 에스조피클론(루네스타)과 독세핀을 복용합니다. 로라제팜도 먹는데, 이는 긴장이 풀리고 졸리게 하는 항불안제입니다. 아직 약을 조절하는 과정이지만 이 조합은 효과가 있는 것 같아요.

CPAP를 시도하기 전에, 배론 박사님의 제안에 따라 또 다른 장치를 해보았습니다. 등에 부풀린 풍선을 장착하는 장치였죠. 이것의 역할은 등을 대고 자지 못하게 하는 것이었는데 실제로는 큰 효과를 못 느꼈어요. 그래서 배론 박사님 말대로 비치볼이 들어 있는 배낭으로 바꿨어요. 그랬더니 오히려 이것으로 효과를 본 것 같아요.

자 보세요. 박사님과 저는 여러 가지 시도를 열린 마음으로 기꺼이 받아들였고 그런 태도는 치료에 매우 도움이 되었어요. 저는 잠을 더 잘 자고 있고, 피로가 풀려 개운한 기분으로 일어나요. 요즘은 4개월마다 배론 박사님을 만나는데, 3~4년 전보다 훨씬 행복하답니다.

마이클의 사례에서 고려해야 할 몇 가지 사항입니다.
- 야간 수면검사는 잠을 방해하는 요인이 무엇인지 찾고자 할 때 도움이 됩니다. 마이클과 저는 처음에 반복 수면검사를 보류하기로 했어요. 왜냐하면 이전 검사 결과가 양성이었기 때문이에요. 하지만 나이가 들면서 간혹 체중이 증가하기도 하므로

OSA의 가능성은 높아지게 됩니다. 결국엔 진짜 OSA였지만 어떤 면에서는 그게 다행이었어요. 충분히 개선할 수 있는 질환이니까요.
- MAD의 부작용으로는 턱 통증, 과도한 타액 분비 또는 일시적인 상처가 있을 수 있어요. CPAP와 마찬가지로 MAD는 어떤 사람들에게는 불편할 수 있지만, 참아낼 수 있는 사람들에게는 좋은 대안이 될 수 있어요. 마이클의 경우처럼 기도를 열기 위해 치과 의사가 미세 조정해야 할 수도 있습니다.

약물 치료가 필요한 경우, 저는 항상 그전에 가능한 한 모든 잠재적인 문제를 해결하려고 노력합니다. 마이클의 경우, 에스조피클론(루네스타) 또는 로라제팜(아티반)을 처방하기 전에 OSA가 MAD로 해결되었는지 확인하는 것이 중요했습니다. 이러한 약물은 상기도 조직을 느슨하게 하여 밤에 OSA를 악화시킬 수 있으며 호흡 장애가 더 일어나게 할 수도 있습니다. 술도 같은 작용을 하며, 4장에 나왔던 벤조디아제핀(알프라졸람[자낙스], 클로나제팜[클로노핀], 로라제팜[아티반])과 비벤조디아제핀(졸피뎀[앰비엔], 에스조피클론[루네스타], 등)을 복용할 때에도 같은 현상이 나타납니다.

자세 치료(positional therapy)는 OSA 치료법의 또 다른 옵션입니다. OSA 환자들 중 등을 대고 누울 때만 호흡 장애가 일어나는 사람들이 있습니다. —이것은 수면자세에서 유발되는 OSA로 알려져 있습니다. 즉 중력이 연조직과 혀를 목구멍 뒤 아래쪽으로 끌어당겨 기도가 닫히기 때문에 호흡 중지가 일어나는 것입니다. 이러한 OSA 환자의 배우자는 이렇게 말할 것입니다. "팔꿈치로 밀어 남편을 굴

려요. 그러다 보면 괜찮아지더라고요." 이러한 사실을 바탕으로 다음 패트릭의 사연을 들어봅시다.

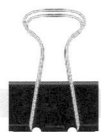

저는 63세이고, 오랫동안 수면문제를 겪어 왔어요. 한밤중에 잠에서 깨어 숨을 헐떡이고 숨이 멎을 것 같은 느낌이 들면 두려움이 찾아옵니다. 당시 저는 40대였습니다. 그때 별다른 조취를 취하지는 않았지만, 어떤 이유에서인지 시간이 지나면서 점점 나아졌어요.

그러다 3~4년 전쯤에 문제가 다시 발생했어요. 그걸 알아차린 아내는 제가 거의 밤새도록 코를 골다말다 한다고 했어요.

2015년 7월, 저는 웨일 코넬 수면의학센터에서 하룻밤을 보냈습니다. 이제껏 한 일 중 가장 재미있었다고 할 수는 없지만, 나름대로 즐거웠어요. 1인실 방과 욕실이 제공되었어요. 그들은 제가 잠자는 모습을 관찰하기 위해 제 관자놀이와 코에 전극을 연결했고, 혈압을 측정하기 위해 팔에 띠를 둘렀습니다. 조금 불편했지만 그렇게 나쁘지도 않았어요. 센터 직원들 말에 따르면 밤새 7시간 정도 잤다고 합니다.

배론 박사님은 다음 날 결과 자료를 검토하고는 제가 등을 대고 누워 잘 때 문제가 발생한다고 했어요. 코골이 외에도 등을 대고 누울 때마다 수면무호흡증이 일어난다는 것을 알았죠. 이를 해결하기 위해, 바람 빠진 풍선이 달린 벨트를 주시며 잠 잘 때 착용하라고 했어요. 역도할 때 쓰는 벨트와 비슷하지만 벨크로가 덧대어져 있었습니다. 풍선을 부풀려 벨트 안으로 밀어 넣은 후 가슴에 있는 풍선을 등으로 돌리면 돼요. 등을 대고 누우면 불편해서 옆으로 돌아눕게 된다는 아이디어에서 나온 것이지요.

　자기 전에 매일 사용하는 습관을 들이지는 못했는데, 아마도 밤에 잠이 드는 것 자체에는 문제가 없었기 때문일 거예요. 가끔은 침대에 그대로 쓰러져 다음 날 아침에 일어날 정도로 너무 피곤했기 때문이기도 했어요.

　현재 저는 벨크로 벨트를 일주일에 3~4일 밤 정도 사용합니다. 그랬더니 효과가 있는 것 같아요. 최근에는 숨을 헐떡이며 한밤중에 일어난 적이 없어요. 그런데 벨트 착용을 잊어버린 다음 날 아내가 제가 미친 듯이 코를 골았다고 말하더군요.

패트릭의 증상은 수면자세에서 유발되는 OSA의 전형입니다. 이 사례에 대한 기타 고찰 사항입니다.

- 흥미로운 것은 패트릭의 경우 시간이 지나면서 증상이 개선되었다는 점입니다. 일반적으로 모든 형태의 OSA는 나이가 들수록 악화되는 경향이 있습니다. 그런데 때때로 OSA를 앓는 사람들은 자신이 고통받고 있다는 것을 전혀 모르기도 하지요. 패트릭의 경우 등을 대고 누운 시간이 줄었거나 체중이 감소했을 수도 있고, 아니면 두 가지 다였을 수도 있어요. 제가 말하고자 하는 요점은 OSA가 단순히 '사라진' 것이 아니라는 것입니다.

- 다른 환자들과 마찬가지로 패트릭이 수면 검사에 의구심을 갖는 것은 흔한 일이에요. 하지만 몸에 전극이 연결된다는 첫 충

격이 옅어지면 의구심도 그리 오래가지 않아요. 전극을 붙여 둔지도 모르고 잠을 자는 환자들도 많아요. 그래도 현재의 기술 덕택에 뇌파를 보면 환자가 자고 있는지 깨어 있는지 구분할 수 있습니다. 환자가 잠든 동안 폐쇄성 수면무호흡증을 가지고 있는지도 알아낼 수 있지요. 짧은 시간이라도 잠을 잤다면 OSA가 있는지 여부를 판단할 수 있기 때문에 검사 중에 반드시 잠을 많이 자야 한다는 걱정은 할 필요가 없습니다.

- 패트릭은 밤새 중등도의 OSA를 보이다가 등을 대고 누우면 훨씬 더 악화됐어요. CPAP를 사용해 볼 것을 제안했지만, 처음에는 당연히 꺼려했죠. 그래서 누울 때 등을 대지 않도록 자세 교정 벨트를 착용하게 했어요.
- 자세 교정 벨트는 패트릭 같은 OSA에 매우 효과적일 수 있습니다. 그러나 안타까운 점은 불편하기도 하고 환자들이 소홀히 사용할 수도 있다는 점이에요.
- 패트릭이 벨트를 더 자주 사용하도록 더 설득해 보려고 해요. 매일 밤 착용하는 게 가장 좋습니다. 만약 그게 안 된다면 최소한 CPAP를 시도하는 정도는 해 봐야 한다고 생각해요. 패트릭의 치료는 진행 과정에 있고 우리는 함께 최선의 해결책을 찾을 것입니다.

OSA를 개선하기 위해 할 수 있는 다른 몇 가지를 살펴보며 이 장을 마무리 하겠습니다.

술과 담배는 코골이와 OSA를 악화시킵니다. 이 두 가지를 줄이거나 끊으면 코골이와 OSA 모두 좋아질 수 있으며, 적어도 어느 정도까지 개선시킬 수 있어요. 술은 우리가 긴장을 풀도록 도와주지만, 동시에 상기도 근육을 이완시키기도 해요. 상기도의 혀와 연조직이 이완되면 난기류로 이어지고 이것이 빠른 진동을 일으켜 코골이가 생깁니다. 간혹 사람들이 술을 마실 때만 코를 곤다고 말하는 이유가 이 때문입니다.

저는 OSA환자들에게, 특히 치료를 거부하거나 견뎌내지 못하는 환자들에게 술을 완전히 끊거나 줄이고, 술을 마신 후 최소한 몇 시간의 간격을 둔 후 잠자리에 들라고 강력히 권고합니다.

흡연이 건강에 미치는 악영향에 대해서는 알려진 바가 많습니다. 그에 비해 흡연이 상기도를 자극하여 OSA를 악화시킬 수 있다는 사실은 상대적으로 덜 알려져 있어요. 염증으로 인한 부종은 발목을 삐었을 때 가장 잘 볼 수 있는데, 흡연이 상기도에 끼치는 영향은 이처럼 발목이 부어올라 신발이 잘 안 신겨지는 것과 같아요. 담배 연기로 상기도가 부어오르면 흡입된 공기가 통과하는 공간이 더 좁아집니다. 좁아진 기도가 코골이와 OSA를 유발한다는 것은 이제 다 아시지요?

체중 감량 또한 OSA를 치료하는 데 매우 도움이 됩니다. 목 주위에 과도한 무게가 실리면 당연히 기도의 직경이 더 작아집니다. OSA를 앓는 모든 사람들이 과체중은 아니지만 체중 감량 또한 치료의 첫걸음이 될 수 있습니다.

이러한 치료법은 모두 코골이와 OSA를 개선하는 매우 전형적인 방법입니다. 더 발전된 기술이나 치료법으로는 무엇이 있을까요?

최근 설하신경자극술(hypoglossal nerve stimulation)이라고 불리는 치료법이 새롭게 등장했어요. 이비인후과 전문의가 하는 수술로 심박 조율기와 비슷한 장치를 오른쪽 흉벽에 이식합니다. 이 장치는 혀의 근육을 관할하는 신경(설하신경)과 와이어로 연결되어 있고, 환자가 취침 시간에 원격으로 자극기 활동 시간을 설정합니다. 자극기가 활성화되면 설하신경을 자극하여 혀의 근육이 굳어집니다. 무슨 공상 과학 소설처럼 들리지만, 혀가 뒤로 넘어가 기도를 막아버릴 가능성이 훨씬 더 낮아집니다. 설하신경자극술은 비교적 새로운 시술로, 심한 OSA를 앓으면서 다른 치료법을 소화해 내지 못하는 환자들에게 제안합니다. 그러나 앞으로는 훨씬 더 보편적으로 사용될 것입니다.

OSA에는 그 밖에 잘 알려지지 않은 두 가지 치료법이 있습니다. 요즘은 많이 사용되지 않으므로 간단하게 말씀 드릴게요. 먼저 윈스 시스템(Winx System)이라는 게 있는데 CPAP와 같은 기계입니다. 목구멍 아래로 공기를 밀어내는 CPAP와 달리, 윈스 시스템은 상기도의 연조직을 앞쪽으로 '빨아들여' 혀를 고정시키면서 상기도 공간을 더 크게 만듭니다. 윈스 시스템에는 몇 가지 문제가 있는데 일단 보험 혜택을 받을 수 없습니다. 그리고 효과가 있을지의 여부를 사전에 알 방법이 없습니다. 이 글을 쓰고 있는 현재 윈스 시스템을 사용하고 있는 환자는 극소수이지만, 이들은 윈스 시스템에 잘 적응하고 있습니다.

프로벤트(Provent)는 비교적 새로운 치료법인데, 기도를 열어 두기 위해 마이크로밸브(microvalve) 기술을 사용합니다. 두 개의 접착 패치로 구성되며 잠자는 동안 콧구멍 위에 붙입니다. 이 패치는 환자가 자유롭게 호흡할 수 있게 해 줍니다. 즉 숨을 내쉴 때 밸브가 달혀서 코를 통과하는 공기가 목구멍 뒤쪽으로 넘어가 다음 숨이 시작

될 때까지 기도를 열어 줍니다. 하지만 프로벤트를 시도해 본 저의 환자들에게는 별 효과가 없었고, 이와 관련된 의학 문헌 역시 고무적이지 않았습니다.

OSA 치료에 대해 언급하고 싶은 마지막 사항은 편도선과 아데노이드와 관련이 있습니다. 편도선은 목 뒤쪽에 두 개의 공과 같이 생긴 조직 덩어리로 염증이 생기면 부어올라 기도를 좁게 만듭니다. 편도선과는 달리 아데노이드는 상기도 안에 있기 때문에 특수 장비 없이는 잘 보이지 않습니다. 이 두 가지는 특히 어린이들에게 큰 영향을 미칩니다.

편도선은 기도의 나머지 부분의 크기와 비교했을 때 2세~8세일 때 가장 큽니다. 아이가 밤에 코를 골거나 낮 동안 졸려하거나 아니면 지나치게 활동적인 경우(아이들은 수면이 부족할 때 주의력결핍 과잉행동장애(ADHD)의 경우와 유사한 행동을 할 수 있음) 의사와 상담해 보세요. 이러한 아이들은 실제로 OSA가 있을 수 있으며 수면검사로 판단할 수 있습니다. OSA가 있는데 편도선마저 크면 아데노이드와 함께 편도선을 제거하는 것이 좋습니다.

편도선과 아데노이드를 제거하면(혹은 둘 중 하나) OSA를 앓는 아이는 훨씬 더 편안하게 생활할 수 있습니다. 단 성인의 경우 위험이 따르며, 코골이가 개선될 수는 있지만 OSA가 반드시 호전되는 것은 아닙니다.

이 장을 마무리하며 폐쇄성 수면무호흡증과 중추성 수면무호흡증의 차이를 다시 정리해 보고자 합니다. 폐쇄성 수면무호흡증이란 상기도에 장애물이 있어 정상적으로 호흡할 수 없는 질환을 뜻합니다. 호흡을 방해하는 장애물에 대해서는 이 장 전체에 걸쳐 이야기했습니다. 다음 장에서 논의할 중추성 수면무호흡증 상태에서는 뇌가 호흡을 조절하는 근육에 적절한 신호를 보내지 않습니다. 그 결과 숨쉬려는 시도조차 하지 않는 것처럼 보이는 호흡 중지가 일어납니다. 다소 무섭게 들리겠지만, 걱정하지 마세요. 다음 장을 읽어 보면 여러분과 여러분이 사랑하는 사람들에게 도움이 될 겁니다.

요약 및 실천 계획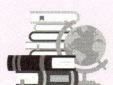

코골이는 상기도가 부분적으로 막혀서 진동 소리가 발생하는 매우 흔한 증상입니다. 폐쇄성 수면무호흡증(OSA)은 잠든 동안 목 뒤쪽으로 떨어지는 혀나 연조직 때문에 호흡이 반복적으로 멈추는 일반적인 질환입니다. 코골이는 OSA의 경우에 나타나지만, OSA가 있는 모든 사람이 코골이가 있는 것은 아닙니다.

코골이나 OSA 치료의 시작점은 자신의 수면상태를 검토하고 배우자와 논의해 보는 것입니다.

- 한밤중에 얼마나 자주 잠에서 깨는지, 그리고 자신을 깨우는 게 무엇이라고 생각하는지 목록을 적어 보세요. 예를 들면 콧방귀 소리, 숨을 헐떡임, 숨을 쉴 수 없는 느낌, 땀 흘리기, 식은 땀, 반복적으로 물에 빠지는 꿈에서 느끼는 공포감, 숨 막힘 등이 있겠지요.
- 코를 고는지(이전에 배우자가 말한 적이 없다면), 밤에 호흡이 멈추는지, 숨을 헐떡이거나 질식할 것 같은 소리를 내는지 배우자에게 물어보세요.
- 배우자의 증언이 큰 도움이 될 수는 있지만, 그게 전부는 아닙니다. 만약 여러분이 밤에 여러 번 깨거나(단지 화장실에 가기 위해서라도) 혹은 아침에 일어날 때 기분이 상쾌하지 않다면, 의사와 상의해야 합니다. 이런 두 가지 상황에는 여러 이유가 있어요. 예를 들어 남성들이 자주 깨는 이유로 전립선 질환이 있는데, 이런 논의를 해서 나쁠 건 없습니다.
- 야간 수면검사를 통해 단순한 코골이인지 OSA인지 알 수 있습니다.
- OSA의 심각성에 따라 다음과 같은 다양한 치료법을 사용할 수 있습니다.
    - 지속형 양압기(CPAP)
    - 하악전방이동장치(MAD)

- 윈스(Winx)
- 프로벤트(Provent)
- 이비인후과 수술
- 설하신경자극술

그 밖의 조치:
- 체중 감량은 코골이와 OSA 둘 다에 도움이 됩니다.
- 태아처럼 옆으로 자는 것은 기도뿐만 아니라 목과 허리를 위해서도 가장 좋은 자세입니다.
- 술을 줄이고, 담배를 끊고, 수분을 충분히 섭취하면 도움이 됩니다.
- 코골이 방지 밴드(브리딩 라이트(Breathing Right)는 많은 사람들이 좋아하는 브랜드), 비강 확장기(콧구멍에 맞는 작은 플라스틱 원뿔), 또는 코 패치(상품명 테라벤트(Theravent))는 효과가 있긴 하지만, 실제 OSA 치료에는 도움이 되지 않습니다.

CHAPTER
07

수면 중
기타 호흡 장애

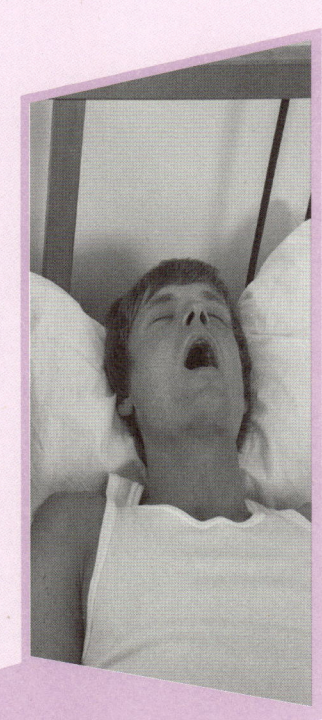

CHAPTER 07
수면 중 기타 호흡 장애

    중추성 수면무호흡증(Central Sleep apnea: CSA)은 폐쇄성 수면무호흡증(OSA)과 유사한 면이 있으면서도 다른 측면이 있습니다. OSA는 혀가 목구멍 뒤쪽으로 떨어져서 상기도에 장애물이 있는 경우에 발생합니다. 하지만 CSA에서는 기도가 넓게 열려 있어요. 그래서 비폐쇄성 수면무호흡증이라고 부르기도 합니다. 중추성 수면무호흡증의 중추성이라는 말은 호흡 중지가 발생하는 원인이 중추 신경계의 문제라는 것이지, 물리적인 막힘 때문이 아니라는 사실을 나타냅니다.

    CSA에서는 환자들이 양질의 수면을 충분히 취하지 못한다고 호소하는 반면, 배우자들은 OSA에서와 같이 큰 코골이 소리와 숨이 막히는 소리는 듣지 못했다고 말합니다. 그래서 혹시 아무 소리도 나지 않을 만큼 호흡 자체를 안 하는 거 아니냐고 걱정하기도 합니다.

    다음의 리사와 마크의 사례에서 보듯이 CSA의 증상들은 경험하는 것 자체가 두려움일 수 있습니다.

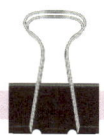

제 남편 마크는 80대입니다. 남편은 1980년대 후반에 삼중혈관 우회술과 기계식 인공대동맥 심장판막교체수술을 받았어요. 또 진행성 울혈성 심부전이 있었어요. 심장의 기능을 측정하는 심장 박출률도 25% 미만으로 매우 낮았습니다. 대동맥류 상태 또한 좋지 않아 마크의 건강 상태는 매우 심각했습니다.

3년 전 마크의 수면상태가 매우 불안정하다는 것을 느낀 후 저는 잠을 자지 않은 채 옆에서 관찰하고 숨소리에 귀를 기울이며 밤을 보냈습니다. 호흡은 거칠었고, 끔찍하게 시끄럽다가 급기야 멈춰버리곤 했어요. 밤마다 몇 번씩이요. 저는 매번 다음 호흡은 정상일 거라고 믿었지만, 다시 불규칙한 호흡으로 돌아가서 같은 사이클을 반복했습니다.

정작 마크는 이를 인식하지 못했고 항상 피곤해했어요. 나중에서야 시간당 80번 이상 비정상적인 호흡을 하고 있으며 렘수면에 전혀 이르지 못했다는 것을 알게 됐죠. 그는 (그리고 저 또한) 점점 기진맥진해져 갔습니다. 저는 담당 주치의에게 성인이 된 마크의 아들이 폐쇄성 수면무호흡증을 진단받았다고 말했고 마크 역시 수면무호흡증이 있지 않은지 물었습니다.

마크는 검사를 받았어요. 의사는 중추성 수면무호흡증으로 진단을 내렸습니다. 무호흡의 원인이 어떤 방해물이나, 목젖, 코골이에 있는 것이 아니라 뇌 기능 장애에 있다는 것입니다. 즉 정상적으로 호흡하도록 신체에 알리는 뇌의 신호가 고장났기 때문이라고 했어요. 마크의 중추성 수면무호흡증을 치료하기 위해서는 일반적인 CPAP와는 달리 VPAP 장치가 필요하다고 했어요. VPAP는 더 정교하고, 사용하기 쉽긴 하지만 비용이 더 들고 보험으로 완전히 충당되지 않는 장치래요.

의료 장비사는 마크와 저에게 마스크, 헤드 기어, 호스, 공기통, 통신 모뎀, 필터를 건네주었어요. 마스크의 크기를 조절하는 짧은 시간 동안 마크는 금세 잠이 들었어요. 그것도 아주 편안하고 조용하게. 그해 여름 마크는 단 하루도 마스크 없이 잔 적이 없어요. 덕분에 한 번도 불면증이나 수면장애가 온 적이 없으며, 치료 순응도는 99%까지 나왔어요.

거의 1년 동안 아무 문제없이 치료는 계속 진행됐고 의료진 전체가 마크의 전반적인 건강 상태가 좋아졌다고 입을 모았습니다. 마크의 건강이 완전히 회복된 것은 아니지만, 생존에 유용한 도구를 받은 셈이에요. 다른 사소한 질병들 역시 그해 치료받아 모두 해결되었어요.

그렇게 우리는 완고하고 깐깐한 VPAP와 함께 살게 되었습니다. 매일 세척해 줘야 하고 오직 증류수만 마신답니다. 정기적인 유지 보수 및 습도 조절이 필요하며, SD메모리 카드, 모뎀 및 기타 부품 역시 때마다 교체해 줘야 합니다. 만만치 않은 작업이에요. 게다가 최적화된 상태에서만 조용하게 작동합니다. 마스크가 헐거워지거나 장비의 성능이 저하되면 누출 구멍이 생기고, 그런 경우 개와 저만 들을 수 있는 고음의 휘파람 소리 또는 침실을 휙 날아가는 백조 소리 같은 소음이 납니다.

VPAP는 무한한 인내심과 끊임없는 보정작업이 필요합니다. 여기에 적응하는 게 여간 쉬운 일이 아니에요. 늘 골칫거리이긴 해도 신의 선물인 건 맞아요.

2015년 5월 마크의 수면 담당 의사가 전화를 걸어 나쁜 소식을 전할 게 있다고 했어요. 순간 앞이 캄캄해졌어요. 마크의 수면 장비 제조업체인 레스메드(ResMed)가 VPAP에 대한 연구를 진행하고 있었는데, 특정 연구 그룹에서 예상보다 높은 사망률이 발생했기 때문에 추가적인 연구가 사실상 종료되었다고 해요. 결과적으로 VPAP 기반 치료는 중추성 무호흡증, 울혈성 심부전, 40% 이하의 심장 박출률을 가진 환자에게 더 이상 유효하지 않다는 것이었어요. 정확하게 마크의 증상인데 말이죠.

우리는 벼랑 끝으로 몰렸습니다. 우리가 연구에서 얻었던 유일한 정보마저 제한적이고 쓸모가 없어지다니요. 마크는 마스크 없이 잠을 자보려고 했는데 무호흡 증상이 곧바로 재발했어요. 우리는 마크에게 VPAP가 반드시 필요하다는 것을 다시 한 번 깨달았고 다른 주치의들도 우리와 같은 결론을 내렸습니다. VPAP 없이는 증상이 전혀 나아질 것 같지 않았고, VPAP 덕분에 삶의 질이 절대적으로 향상된 게 사실이에요. 그의 심장 전문의도 실제로 이렇게 말했습니다. "그 기계가 올 한해의 삶을 선사한 거랍니다." 결국 마크는 불안한 연구 소식을 들은 후에도 매일 밤 장비를 계속 사용했습니다.

마크의 이야기는 우리에게 시사하는 바가 큽니다. 우리는 건강한 수면과 신체를 너무 당연하게 생각합니다. 그러므로 건강한 수면에 대한 지식을 쌓는 것과 뭔가 잘못되고 있을 때 그 신호를 바로 인식하는 것이 중요한 일입니다.

- OSA이든 CSA이든 수면무호흡증은 배우자에게는 매우 걱정스

러운 상황일 거예요. 하지만 일반적으로 사망하지 않는 이상 호흡은 멈추지 않는다는 사실을 이해하는 것도 중요합니다. 호흡이 잠시 멈추더라도 우리 몸의 자연 방어 기제가 작동하여 호흡을 재개하니 너무 걱정하지 마세요. 몇 년에 걸쳐 무호흡증을 앓는 것은 확실히 위험하지만, 하루나 이틀 밤 나타난다고 "숨 쉬는 것을 잊어버린다."거나 죽음에 이르지는 않습니다. 하지만 수년간 지속되면 뇌졸중, 심장 마비 등이 발생할 수 있고 사망에 이를 수 있습니다. 명심하세요.

- 수면무호흡증을 앓고 있는 사람들은 (OSA이든 CSA이든) 자신에게 그러한 질환이 있다는 것을 인식하지 못할 수도 있습니다. 마크처럼 이들은 피곤한 상태로 일어납니다. 만약 리사가 설명했던 증상이 여러분의 배우자에게 보인다면, 특히 가족력이 있다면 검사를 받아 보게 하는 것이 좋습니다. 마크의 이력은 수면무호흡증일 수밖에 없었기 때문에 심각한 수면무호흡증(시간당 30회 이상의 '발생'이 기준)이라는 진단결과는 당연했어요.

- CSA는 울혈성 심부전의 맥락에서 볼 수 있는데, 이는 심장이 혈액을 효과적으로 펌프질 할 수 없기 때문에 발생하는 질환입니다. 뇌간과 경동맥에는 이산화탄소 수치를 감지하는 화학 센서가 있습니다. 울혈성 심부전의 경우 혈액이 정상적으로 빠르게 순환하지 않기 때문에, 센서가 이산화탄소의 수치가 변했다고 감지하지 못합니다. 이것이 문제인 이유는 이산화탄소 수치가 충분히 높아질 때까지 중단되었다가 그 이후에 숨을 쉬기 때문입니다. CSA 환자의 배우자는 그 사이에 숨 쉬고자 하는 의사가 전혀 없었다고 얘기할 수 있는데, 그 말도 맞습니다. 이

런 종류의 CSA를 지칭하는 전문용어를 체인 스토크스 호흡(Cheyne-Stokes respiration)이라고 합니다.

- 변동형 양압기인 VPAP는 개입이 필요한 시점을 '감지'해 냅니다. 이 기술은 신체가 다시 호흡하기 위해 약간의 '강압'이 필요한 CSA의 경우에 유용합니다. VPAP의 가장 일반적인 유형은 적응형 서보 환기(adaptive servo ventilation) 또는 ASV입니다. 앞서 언급했던 지속형 양압기, 즉 CPAP와는 조금 달라요. CPAP는 계속 공기를 주입해서 기도를 열어 두는 기도 부목의 역할을 하는 반면, VPAP는 기도를 열어 둘 뿐만 아니라(CPAP처럼) 기본적으로 환자가 '숨을 쉬도록' 압력을 다양하게 설정합니다. 만약 폐쇄성 무호흡증을 앓고 있는 경우 VPAP는 기도를 여는 압력을 높일 것이고, 중추성 무호흡증을 앓고 있다면 병원의 인공호흡기 같이 백업 호흡을 사용하여 환자에게 기본 호흡을 제공할 것입니다.

- VPAP의 초기 불편함을 극복한 환자들은 그것이 삶의 질을 바꿀 만큼 효과적이라고 합니다. 따라서 VPAP에 많은 이점을 느낀 환자일수록 이 장치를 계속 사용하는 경향이 나타납니다.

- 인체와 직접 상호 작용을 하는 장치인 만큼 VPAP를 사용할 때에는 청결에 유의하고 올바르게 작동할 수 있도록 관리를 잘 해 주어야 합니다. 교체 물품(마스크, 튜브, 공기 필터)을 정기적으로 받고 있는지 확인하세요. 보험회사에 따라 차이가 있지만 일반적으로 3개월에서 6개월마다 교체 가능합니다.

- 수면무호흡증(OSA이든 CSA이든)이 심한 경우, 가능한 한 매일 밤 VPAP 또는 CPAP를 사용할 것을 권장합니다. 하룻밤 착용

하지 않는다고 큰 변화가 일어나는 것은 아니지만 2~3일씩 빼 먹는 것은 바람직하지 않습니다.
- 미국수면의학회는 CSA 환자와 울혈성 심부전 환자를 위한 특별 지침서를 발표했습니다. 심장이 많이 약화된 경우에는 VPAP를 사용하지 않는 것이 좋습니다. 하지만 많은 의사들은 마크의 사례에서와 같이 삶의 질을 향상시키는 데 도움이 된다면, 환자와의 꾸준한 면담을 통해 해법을 찾는 것이 필요하다고 말합니다. 위험성과 장점이 명확하게 평가되면 결정권은 궁극적으로 의사와 환자에게 있습니다.

CSA의 대부분이 특발성이라는 성질을 지니는데, 이는 특별한 이유가 없이 발병한다는 뜻입니다. 간혹 마크의 경우와 마찬가지로 울혈성 심부전 환자에게서 나타날 수도 있습니다.

그밖에 알려진 CSA의 원인으로는 옥시코돈과 모르핀과 같은 아편제의 사용이 있습니다. 또한 몸이 높은 고도에 적응하지 못할 때 나타나기도 합니다. 이것을 주기변동 호흡(periodic breathing)이라고 부르며 높은 고도에 익숙해지면 곧 나아집니다. 마지막으로, OSA를 치료하는 단계에서 CSA가 나타날 수도 있습니다. 이를 '치료 발현(treatment emergent)' CSA라고 하며 CPAP를 처음 착용했을 때 나타납니다.

CSA를 진단하는 방법은 OSA를 진단하는 방법과 매우 유사합니다. OSA 진단에서처럼 야간 수면검사를 이용하지요. OSA의 경우 야간 수면검사 중에 반복적으로 숨을 쉬려고 노력해 봐도 장애물이 공기 흐름을 막습니다. 반면 CSA의 경우 호흡하려는 노력 자체가 없고, 때문에 공기 흐름도 없습니다. 호흡하려는 노력이 부족한 이유는 꽤 복잡하지만, 최대한 간결하게 말하자면, 뇌와 중추 신경계가 횡경막에게 숨을 쉬라고 말하는 것을 '잊어버리기' 때문입니다.

CSA는 OSA만큼 해로울 수 있으므로 치료하는 것이 중요합니다. 하지만 CSA와 관련된 기저 질환이 있다면, 그 기저 질환을 치료하는 것이 최우선입니다. 예를 들어 누군가가 아편제 사용으로 CSA가 생겼다면, 치료 계획을 복용량을 줄이거나 다른 종류의 약물로 바꾸는 쪽으로 세워야 합니다.

심장이 쇠약해진 경우(울혈성 심부전), 특정 약으로 적절하게 관리해 주면 CSA를 개선할 수 있습니다. 혹시 나아지지 않는다거나, CSA가 특발성이거나, CPAP를 사용하는 도중에 중추성 무호흡증이 발생한다면 VPAP를 사용하는 것이 좋습니다. 앞서 설명한 미국수면의학회 지침을 다시 한 번 새겨 두세요. 산소 요법이나 약물도 CSA를 치료하는 데 가끔씩 사용되지만, VPAP만큼 활발히 연구되지는 않았습니다.

OSA와 마찬가지로 CSA도 치료하는 것이 중요하며, 만약 조금이라도 CSA일 가능성이 보이면 정기적으로 검사를 받아보길 바랍니다.

내용이 조금 복잡했지요? 복잡했던 주제를 마무리하며 호흡 중지(무호흡)로 인한 질환은 아니지만 호흡과 관련하여 발생하는 몇 가지 증상에 대해 말씀드리고자 합니다.

저산소증

  저산소증은 혈액 내 산소가 적은 상태를 말하며, 폐기능이 떨어져서 발생합니다. 즉 폐가 공기 중의 산소를 '끌어당기지' 못하거나, 산소가 일단 폐 속으로 들어간다 해도 혈액 안으로 흘러들어가지 못합니다. 저산소증의 핵심 세부사항은 복잡하지만, 이것만 기억하세요. 저산소증은 만성 폐쇄성 폐질환(chronic obstructive pulmonary disease: COPD), 심한 천식, 병적인 비만, 신경 질환, 수면무호흡증(폐쇄성과 중추성 모두), 그리고 높은 고도가 저산소증을 일으킬 수 있습니다.

  장기적으로 저산소증을 앓는 경우 심부전증, 과도한 적혈구 생성(대부분 좋지 않은 예후), 아동의 성장 지연, 신경 발달에 문제 발생, 잦은 깨어남으로 인한 수면의 질 저하 등이 나타납니다. 심한 저산소증으로 호흡부전과 사망에 이르기도 합니다. 치료법은 원인에 따라 다양합니다. 예를 들어 보충 산소(COPD와 마찬가지로), CPAP 또는 VPAP(OSA나 CSA의 경우)를 사용할 수 있어요. 아니면 체중 감량(비만치료수술 포함), 곧이어 나올 이중형 양압기(bi-level positive airway pressure: BPAP)라고 하는 다른 형태의 양압기를 사용할 수도 있습니다.

저환기증

  저환기증(호흡 저하라고도 함)은 폐가 혈액 속의 이산화탄소를 제거할 수 없을 때 발생합니다. 이산화탄소는 우리 몸의 신진대사에서 나오는 폐기물로, 호흡 때마다 제거되어야 합니다. 저산소증과 마찬가지로 저환기증의 원인은 다양한데, 신경 질환(루게릭병과 같은), 특정 약물 또는 불법 약물(과도하게 섭취한 아편이나 벤조디아제핀), 병적 비만(비만 호흡저하증후군) 등이 있습니다.

저환기증은 장기간에 걸쳐 고혈압, 부정맥, 방향감 상실, 무기력, 경련, 의식불명, 나아가 사망까지 초래할 수 있습니다.

신체 조직 내 산소 부족 또는 혈액 내 이산화탄소의 증가는 우리 몸에 나쁜 결과를 초래하기 때문에 증상이 발견됐을 경우 반드시 치료를 받아야 합니다. 한 가지 치료법으로 앞에서 언급한 BPAP(상표명 BiPAP와 혼용가능)라는 장치가 있습니다. CPAP와 마찬가지로 BPAP 역시 기도에 압력을 가하지만, BPAP는 들숨일 때와 날숨일 때 각기 다른 '단계'로 가한다는 점에서 차이가 있습니다. 또한 BPAP는 상기도를 열어 두는 것 외에도 폐 기능을 높여줍니다.

상기도 저항 증후군

OSA는 실제 호흡 중지에서 비롯되지만, 이와 비슷하게 '좁은' 기도 상태의 또 다른 형태가 원인이 되는 증상이 있습니다. 바로 상기도 저항 증후군입니다. 이 경우 기도는 OSA에서처럼 완전히 막히는 게 아니라 코골이와 유사하게 매우 좁아집니다. 하지만 증상은 코골이를 넘어 피로감, 개운하지 않은 수면, 만성 통증, 과민성 대장 증후군에 이르기까지 다양합니다. 많은 수면 클리닉에서 UARS를 공식적으로 진단하고 있지는 않지만, OSA 치료 방법과 동일한 CPAP, MAD, 또는 수술로 개선할 수 있습니다.

신음소리 동반 호흡 장애

신음소리 동반 호흡 장애는 렘수면 중에 일어나는데 호흡이 중단되었다가 내쉴 때 신음소리를 내는 양성 질환입니다. 이 소리는 내쉬는 숨에 생성되므로 들이쉴 때 발생하는 코골이나 OSA에서 나타나는 숨 헐떡거리는 소리와는 다릅니다.

보통 소리를 내는 사람은 잘 인식하지 못하지만, 그 소리를 듣는 사람들은 걱정을 많이 합니다. 그들이 듣는 것은 심호흡을 한 다음 숨을 멈추었다가, 천천히 내쉴 때 나오는 고음의 비명이나 신음 소리이거든요. 신음소리를 동반한 호흡 장애는 양성이기 때문에, 매우 심할 경우 CPAP를 사용할 수도 있지만 일반적으로는 치료를 위한 어떤 특별한 방법을 추천하지 않습니다.

요약 및 실천 계획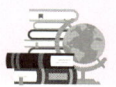

CSA는 반복적인 호흡 중지로 인한 장애로, 기도의 막힘(OSA의 경우와 같이) 때문이 아니라 중추 신경계가 보내는 호흡 신호의 오류 때문입니다. 원인으로는 울혈성 심부전, 아편성 약물의 과다 복용이 있고 그 밖에 우리가 아직 완전히 밝혀내지 못한 이유들도 있습니다.

CSA는 진단과 치료가 중요합니다. 아침에 기분이 어떤지 살피는 것 외에도, CSA나 앞서 논의한 다른 증상들이 의심된다면 다음 사항을 고려해야 합니다.

- 배우자에게 여러분이 자는 동안 아예 숨을 안 쉬는 때가 있는지 살펴봐 달라고 부탁하세요.
- 울혈성 심부전과 같은 심장 질환이 있다면, 의사의 지시에 따라 약물 및 기타 치료를 받고 전반적인 건강을 향상시키기 위해 최선의 노력을 하는 것이 중요합니다.
- 호흡과 관련된 여러 문제들을 해결하기 위한 첫 번째 단계는 병원을 방문하는 것입니다. 그 후 필요하다면 수면 검사실에서 공식적인 검사를 받아보세요.
- 야간 수면검사를 통해 OSA, CSA 또는 기타 수면 호흡 질환을 앓고 있는지 확인할 수 있습니다.
- 상황에 따라 다양한 CSA 치료법을 적용할 수 있습니다.
    - 기저 질환(특히 심장 질환)의 관리
    - VPAP(ASV)는 효과적이지만 안타깝게도 심부전 환자에게 사용하는 것은 논란의 여지가 있음
    - 보충용 산소
    - 문제가 되는 물질/약물 제거

이 장에서 다룬 기타 증상들은 잘 알려져 있다거나 자주 논의되는 사항이 아니기 때문에 다음과 같이 간단하게 요약해 보겠습니다.

- 저산소증은 혈액 속의 산소가 적은 것을 말하며, 폐기능이 떨어져서 발생합니다. 원인으로는 COPD, 심한 천식, 병적 비만, 신경 질환, 수면무호흡증(폐쇄성 및 중추성 둘 다), 높은 고도에서의 생활이 있습니다. 치료법으로는 보충용 산소 투입, 일부 유형의 양압기 사용, 또는 체중 감량이 있습니다.
- 저환기증은 폐가 혈액 내의 이산화탄소를 제거할 수 없을 때 발생합니다. 원인으로는 신경 질환, 특정 약물 및 불법 약물 복용, 병적 비만이 있습니다. 치료법으로는 양압기 사용이나 체중 감량이 있습니다.
- UARS는 기도가 좁긴 하지만 OSA가 나타날 수 있을 만큼 좁지는 않은 상태일 때 나타나는 증상을 말합니다. 증상은 OSA 치료와 유사하게 관리할 수 있습니다.
- 신음소리 동반 호흡장애는 숨이 멈추었다가 내쉴 때 신음소리를 내는 양성 질환입니다. 특별한 치료법은 없고 매우 심각할 경우 CPAP를 사용할 수 있습니다.

CHAPTER
08

밤의 움직임,
파트 I : 다리

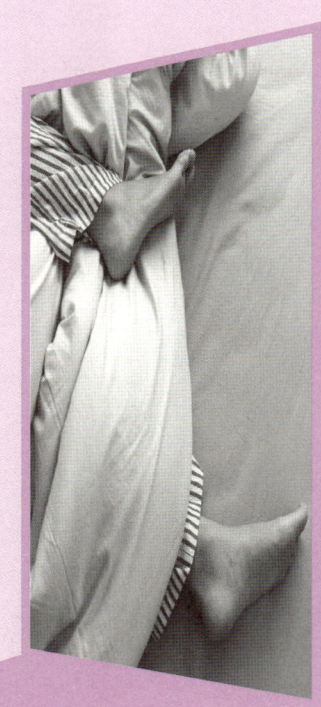

CHAPTER 08
밤의 움직임, 파트Ⅰ: 다리

　수면 관련 운동 장애와 관련하여 이 장에서는 하지불안증후군(restless legs syndrome: RLS)과 주기적 사지운동증(periodic limb movements of sleep: PLMS)에 대해 이야기해 볼 것입니다. 다른 증상들은 9장에서 자세히 나옵니다. RLS와 PLMS는 일상에서 자주 관찰되는 질환으로 수면에 꽤나 방해가 될 수 있습니다. 이 장에서는 각 증상에 대해 별도로 알아본 후 다시 하나로 묶어서(RLS/PLMS) 설명하려 하는데, 그 이유는 이 두 가지가 종종 함께 발생하고 치료법도 유사하기 때문입니다.

　RLS는 이를 의학 문헌에 처음 기술한 사람들의 이름을 따서 윌리스-에크봄(Willis-Ekbom) 병으로 알려져 있습니다. 이 명칭을 처음 들어본다면 농담이나 웃긴 이야기를 한다고 생각할지도 몰라요. 하지만 이 증상을 앓는 사람이나 배우자에게는 결코 재미있는 일이 아닙니다.

RLS를 앓고 있는 환자들은 본능적으로 다리를 움직이거나, 다리를 차거나, 일어나 걸어 다니고 싶은 욕구를 느낀다고 말합니다. 이렇게 되면 깊이 잠들 수도 잠들어 있을 수도 없습니다. 몇 시간 동안 계속될 수 있으니 지옥이 따로 없겠지요. RLS는 인구의 5~15%에 영향을 미치는 비교적 흔한 증상이지만, 이상하게도 처음 증상이 나타난 시점부터 실제 진단을 받을 때까지 수년이 걸린다고 합니다.

RLS 증상은 경미한 정도에서 며칠 밤 동안이나 수면 부족이 생길 만큼 극심한 정도까지 범위가 넓으며, 시간이 지나면서 점차 악화될 수 있습니다.

RLS를 진단하는 검사 자체는 없습니다. 대신 임상 진단이 많은데, 의사가 여러 환자들이 보고한 증상에 기초하여 진단한다는 의미입니다. RLS의 경우, 'URGE'라는 약자로 알려진 네 가지 진단 기준이 있습니다.

- 'U'는 '충동(Urge)'을 의미합니다. 환자들은 다리를 움직이고 싶은 충동을 느끼며, 대개 아래쪽 다리에 무언가 '꿈틀거리고 기어가는' 느낌, 가려운 느낌, 또는 뭔가 다리를 당기는 느낌이 든다고 합니다.
- 'R'은 휴식(rest)을 의미하는데, 이 증상이 일반적으로 사람들이 휴식을 취할 때 나타난다는 의미입니다. 하루 종일 돌아다니거나, 주변을 걸어 다니거나, 일어나서 이곳저곳 돌아다닐 때에는 보통 아무 문제가 없습니다. 말썽이 일어나는 건 누워있을 때에요.
- 'G'는 가다(go)를 의미하고, RLS를 앓고 있는 사람이 자리에서

일어나 돌아다니면 증상이 나아진다는 의미입니다.
- 'E'는 대부분 저녁(evening)에 증상이 발생하다는 사실을 의미합니다. 일반적으로 RLS는 낮에는 증상이 나타나지 않는데, 특히 낮에 돌아다니거나 활동할 때에는 아무 문제가 없습니다. 하지만 저녁이 되면 증상이 발생하기 시작합니다.

RLS가 그렇게 해로운 이유는 무엇일까요? 그 이유는 잠드는 것을 방해하거나 잠을 잘 자지 못하게 한다는 데 있습니다. 게다가 많은 경우, RLS 환자들은 밤새도록 발차기를 할 가능성이 있습니다. 이를 PLMS 또는 주기성 사지운동증이라고 부릅니다. 이 환자들은 수면 상태를 유지하는 데 어려움을 겪습니다. 또한 일반적으로는 언급되지 않지만 RLS 환자들의 경우 우울증과 불안장애를 겪을 확률이 높습니다.

RLS의 원인은 무엇일까요? 대부분의 경우 원인은 알 수 없지만 유전적 요인이 있는 것으로 추정됩니다. 또 한 가지, 임신과 같은 특정한 조건으로 생길 수 있는데, 특히 마지막 3개월 기간에 잘 일어납니다. 이때 술을 마시거나 수면을 충분히 취하지 않으면 증상이 악화되거나 촉발될 수 있어요. OSA 같은 수면장애를 앓고 있는 경우 OSA 자체를 치료하지 않는 한 RLS를 치료하는 것은 매우 어려운 일일 수 있습니다. 만약 OSA와 RLS를 모두 앓고 있는 환자가 저를 찾아온다면 저는 먼저 OSA를 치료할 것입니다. 왜냐하면 RLS는 그것만으로도 나아질 수 있기 때문이죠.

이 배경지식을 바탕으로, 잠시 한 걸음 뒤로 물러나 존의 이야기를 들어 봅시다.

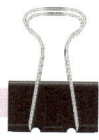

전 일흔네 살이에요. 약 3년 반 전부터 수면문제가 생기기 시작했습니다. 하지불안 증상이 다리의 경련으로 나타나 그 경련이 온몸으로 퍼진 거예요. RLS는 밤 사이에 점점 더 악화되더니 낮에도 나타나기 시작했습니다.

아버지에게도 똑같은 증상이 있었어요. 아마 훨씬 더 심하셨을 거예요. 잠든 상태라 의식하지 못해서 그렇지 어머니를 발로 차기도 하셨어요. 어머니는 멍이 든 채 깨어났고 결국 각자의 침대에서 따로 주무셔야 했어요. RLS에는 유전 형질이 있는 게 분명합니다.

초기에 이 증상을 개선하는 데 도움이 된 것이 있었는데, 바로 초콜릿이에요. 신기하게도 저는 본능적으로 경련이 일어났을 때 제 몸에 뭐가 필요한지 알고 있었던 거 같아요. 그게 초콜릿 자체인지 설탕인지 뭔지는 모르겠지만요. 어떻게 설명할 수가 없어요. 저는 단지 초콜릿을 먹어야겠다고 느꼈을 뿐이고 그게 도움이 되었어요.

그 무렵 저는 배론 박사님을 방문했습니다. 웨일 코넬 수면의학 센터에서 검사를 받으며 하룻밤을 보냈는데 결과는 암울했어요. 저는 제가 하룻밤에 대여섯 번 정도만 깬다고 생각했었는데, 검사 결과 한 시간에 120번의 경련이 일어나고 있었어요.

배론 박사님은 처음에 로피니롤(ropinirole, 리큅(Requip))을 처방했는데, 그것은 제 아버지에게 효과가 있었던 약입니다. 한동안 제게도 효과가 있었지만 얼마 가지 않아 듣지 않았죠. 그 후 배론 박사님은 프라미펙솔(pramipexole, 미라펙스(Mirapex))을 처방했는데, 파킨슨병 치료에 사용하는 약이라고 해요. 이것도 잠시 효과가 있었는데 그 후에 역시 잘 듣지 않았어요.

언젠가 기사를 읽었는데 RLS가 있는 사람들에게는 철과 마그네슘이 더 많이 필요하다고 했어요. 저는 이 말에 동의해 철과 마그네슘을 더 보충해 보았지만 소용이 없었어요. 그래서 이번에는 다른 수면 전문가에게 가서 두 번째 야간 수면검사를 받았습니다. 결과는 경미한 무호흡증이 있는 것으로 나왔고 CPAP 기계를 사용해야 한다고 했어요. 하지만 CPAP를 착용해 보니 무척 어색했고 결국 반납했습니다.

저는 벤조디아제핀(benzodiazepine), 가바펜틴(gabapentin, 뉴론틴(Neurontin)), 졸피뎀(zolpidem, 앰비엔(Ambien)) 등 온갖 종류의 약을 먹어 봤지만, 모두 효과가 없었어요. 경련이 일어난 후 다시 잠들 수 있는 유일한 방법은 마리화나였지만, 그건 싫었습니다.

그 후 저는 RLS.org 게시판에서 메타돈(methadone)에 관한 글을 읽었습니다. 메타돈은 통증을 치료하는 데 사용되는 마약성 진통제이며 코카인이나 헤로인 중독에서 벗어나게 해 주는 해독제입니다. 그 시점에서 저는 배론 박사님을 다시 찾아갔어요. 상담 후 박사님은 5mg의 메타돈을 처방해 주었어요. 10mg이 필요한 상태였지만, 가능한 한 적게 복용하고 싶어서 5mg을 유지했습니다.

요즘 저는 매일 밤 2.5mg의 메타돈을 복용하고 있습니다. 아주 가끔씩 초콜릿도 먹어요. 그래도 여전히 한밤중에 일어나 사람들이 흔히 말하는 그 초조함과 불안함을 느낍니다. 그러면 2.5mg의 메타돈을 더 먹는데 그러면 다시 잠이 옵니다. 이렇게 밤새 잠을 푹 잘 수 있다는 것이 얼마나 큰 축복인지 몰라요. 몇 년 동안 수면장애를 겪다가 밤새 잠을 자니 마치 새로 태어난 것 같았어요. 연구 결과에 따르면 수면방해를 받는 것은 아예 못 자는 것보다 더 해롭다고 해요.

저는 요즘 일곱 시간에서 여덟 시간을 푹 자고 있어요. 아침에 상쾌하게 일어나 운동을 하고 일을 보러 가죠. 표현이 맞는지 모르겠지만 이제야 완전히 털어버린 것 같군요.

존의 사례에는 RLS를 둘러싼 전형적인 문제 몇 가지와 그렇지 않은 문제 몇 가지가 있습니다. 존은 RLS가 시간이 지날수록 악화될 수 있음을 지적했고, 아버지가 같은 증상을 심하게 앓았다는 사실을 들어 RLS에 유전성이 있음을 시사했습니다. 다음은 그 밖에 고려해야 할 중요 사항입니다.

- 초콜릿은 일반적으로 통용되는 RLS 치료법은 아닙니다. 그 밖의 대중적인 치료법 중에는 십자말 풀이나 비디오 게임을 하는 것과 같이 마음이 증상에만 사로잡히지 않도록 하는 활동이 있어요. 그러고 보면 존이 초콜릿에 마음을 사로잡혔던 것으로 볼 수 있겠네요.
- 수면 도중에 발생하는 PLMS를 앓는 사람들은 OSA가 있는 사람들처럼 그 증상이 얼마나 자주 발생하는지 인식하지 못할 수도 있습니다. OSA의 경우와 마찬가지로 연구소에 내방하여 검사를 받아야 가장 확실하게 알 수 있습니다.
- 존이 언급한 두 가지 약물인 로피니롤(ropinirole, 리큅(Requip))과 프라미펙솔(pramipexole, 미라펙스(Mirapex))은 모두 파킨슨병 치료에 사용됩니다. 일단 RLS와 PLMS가 파킨슨병과 큰 관계가 없다는 사실을 말씀드릴게요(파킨슨병 환자에게는 RLS와 PLMS가 생길 수 있음). 그러니 온라인에서 이러한 약물을 찾는 분들도(RLS/PLMS만 있는 경우) 불필요한 걱정은 접어두시길 바랍니다.
- 존은 자신의 철분 양을 언급했습니다. 병원에 가서 페리틴(ferritin)이라는 검사를 하면 혈액 내 철분 함량을 알 수 있습니

다. 정상 범위는 약 15~300이지만 RLS/PLMS가 있는 사람이 50미만으로 나오면 낮은 것으로 간주됩니다. 젊은 여성들은 월경 때문에 페리틴 수치가 낮게 나올 수 있습니다. 그러나 그 이유가 아닌데 낮은 수치가 나왔다면 RLS/PLMS의 원인이 될 수 있습니다. 따라서 철분이 많은 음식을 먹고 철분 보충제를 복용하면 시간이 지나면서(최소 몇 달) 증상이 호전될 수 있습니다.

- 철분이 풍부한 음식으로는 붉은 고기, 달걀노른자, 색이 진하고 잎이 많은 녹색 채소(시금치, 케일 등), 말린 과일(자두, 건포도 등), 동물의 간, 아티초크가 있습니다.
- 철분제는 브랜드와 종류가 다양합니다. 보통 하루에 한 알씩 일주일 정도 복용하는 것으로 시작하여, 다음 한 주 동안 하루에 한 알을 더 늘리고, 세 번째 주에는 하루에 세 알씩 복용하는 것으로 몇 달을 지속합니다. 몇 달 후 페리틴 수치가 올라갔는지 다시 검사하면 환자는 증상이 호전되었는지 여부를 알 수 있습니다. 단 철분제를 복용하면 변비가 생길 수 있으므로 저는 항상 환자들에게 푸룬(prune, 말린 자두-역주) 주스와 함께 복용할 것을 권합니다. 푸룬 주스는 변비를 완화시키고, 주스에 들어 있는 비타민 C는 철분 흡수를 도와줍니다.
- 비타민 B12 결핍은 RLS/PLMS를 부추길 수 있으며, 보충해 주면 증상을 개선할 수 있습니다.
- 마그네슘은 비교적 연구가 덜 된 분야이지만, 마그네슘 약을 복용하면 중추 신경계를 안정시키고 RLS/PLMS 증상을 완화시킬 수 있습니다.

- 새롭고 안전한 RLS 치료법으로 '역 자극(counter-stimulation)'이라는 것이 있습니다. 이것이 작동하는 원리는 다리에 일종의 진동이나 압력을 가하여 RLS의 증상을 줄이는 것입니다. 릴랙시스 패드(Relaxis Pad)—다리 부분의 시트 아래에 놓는 진동 패드—가 그중 하나입니다.
- RLS를 위한 다른 대체 요법도 있습니다. 신경학계에서 뜨거운 화제가 되고 있는 의료용 마리화나가 그중 하나입니다. 언젠가는 RLS에 대한 치료법이 될 수 있을지 몰라도 현재로서는 그렇지 않습니다. 앞서 말했듯이, 저는 ① 안전하고 ② 효과가 있는 치료법을 선호합니다.
- 메타돈은 헤로인 중독 치료제이기는 하지만 마약성 진통제이기 때문에 큰 오명이 있는 게 사실입니다. 그러나 적은 용량을 사용하면 RLS에 도움이 된다는 데이터가 있습니다. 즉 아편성 진통제로 RLS로 생기는 불편함을 줄인다는 개념입니다. 존의 경우, 다른 보수적인 방법으로 실패했던 것을 감안하면 시도해 볼 가치가 있다고 생각합니다.
- 메타돈의 영향력 때문에 저는 존이 다른 처방약을 함께 복용하지 않도록 제한했고, 존에게 그 효과가 나타나고 있습니다. 모든 의사들이 메타돈에 대해(그리고 전반적으로 모든 아편 제제에 대해) 가지고 있는 한 가지 우려는 중독의 가능성입니다. 하지만 처방에 따라 소량 복용한다면 중독의 위험은 극히 낮습니다.

존의 사례에서 알 수 있듯이 RLS는 다양한 방식으로 치료됩니다.

저는 카페인, 담배, 술, 특정 약물(특히 디펜히드라민(diphenhydr-amine, [베나드릴(Benadryl)]과 같은 항히스타민제)을 피하는 보수적인 방법으로 치료를 시작하고 싶습니다. 한번은 가려움증이 있고 자신이 불면증이라고 생각해서 베나드릴을 복용하는 환자가 있었어요. 하지만 베나드릴이 실제로는 RLS를 악화시킨다는 것이 밝혀졌어요. 베나드릴을 중단시키자 환자의 RLS는 개선되었습니다.

잠자리에 들기 전에 스트레칭을 하는 것은 RLS 치료에 매우 도움이 됩니다. 저는 환자들에게 꼭 벽에 비스듬히 서서 종아리 근육을 늘리는 다리 스트레칭을 해보라고 권하고 싶습니다. 이 스트레칭을 한 번에 30초씩 5세트를 반복하고, 각 세트 사이에 몇 초간의 휴식을 취합니다.

잠자리에 들기 전 뜨거운 물이나 찬 물로 목욕을 하거나, 월풀 목욕, 온찜질이나 냉찜질, 팔다리 마사지 또는 발과 발가락에 진동 및 전기 자극을 주면 유용합니다. 이완 기법도 도움이 됩니다.

주의해야 할 점은 당뇨병, 영양 결핍, 신장 질환, 갑상선 질환, 정맥류, 관절염, 허리 또는 무릎 질환 등의 기저 질환이 신경 손상을 가져올 수 있으며(신경 장애(neuropathy)라고 함), 더 나아가 파킨슨병을 유발하거나 악화시킬 수 있다는 점입니다.

임신 중의 RLS에 대해 다시 이야기해 봅시다. 임신 중인 여성이 RLS를 경험할 확률은 일반여성보다 2~3배 높습니다. 그 확률은 임신 후기로 갈수록 증가하며 증상의 심각성도 함께 증가하여 임신 7개월에서 8개월 사이에 최고조에 이릅니다. 그래도 다행인 것은 RLS 환자의 70%가 출산 직후 상당히 개선되거나 완치된다는 점입니다.

임신 중 RLS가 생기는 이유는 완전히 파악되지 않았습니다. 철분과 엽산, 유전적 민감성, 높은 에스트로겐 수치, 신경의 확장이나 압축이라는 문제가 제기되었지만, 증거가 명확하지 않습니다. 아래 나열된 약들은 매우 심각한 증상을 치료할 때 사용할 수는 있지만, 대부분의 의사들은 태아에게 미칠 위험 가능성을 고려하여 보수적으로 치료하는 편입니다. 철분 보충제(수치가 낮은 경우), 운동 및 스트레칭을 활용하는 것이지요. 일단 아이가 태어나면 증상이 호전된다는 인식만으로도 증상을 완화시킬 수 있습니다.

약을 매일 복용해야 하는 상황은 RLS/PLMS 증상이 이따금씩 나타나는 정도가 아닌 빈번하게 일어나는 환자들의 경우입니다. 이런 경우 필요할 때마다 복용해도 괜찮습니다. 하지만 RLS 약은 증상을 완화시키기는 것이지 치료하는 것이 아닙니다. 일부 약은 시간이 지나면서 효과가 떨어질 수도 있고, 어떤 약은 바꿔줘야 할 수도 있습니다.

다음은 일반적으로 사용하는 약의 목록입니다.

- *도파민(Dopamine)계*: 이 약들은 파킨슨병 치료에 주로 쓰이지만, 말씀드렸듯이 RLS/PLMS가 파킨슨병을 일으키진 않습니다. 종류에는 알약 형태인 로피니롤(ropinirole, 리큅(Requip)), 프라미펙솔(pramipexole, 미라펙스(Mirapex)), 카르비도파/레보도파(carbidopa/levodopa, 시네메트(Sinemet))와, 패치 형태의 로티고틴(rotigotine, 뉴프로(Neupro))이 있습니다. 메스꺼움과 현기증을 포함한 부작용이 간혹 있을 수 있어요. 이 유형의 약들이 제일 먼저 고려되는 계열이지만, 개인적으로는 환자에게 반드시 필요할 때까지 보류하는 편입니다.

- 도파민 관련 제품의 문제점은 장기적으로 부작용이 일어날 수 있다는 것입니다. 일례로 증강현상(augmentation)을 들 수 있는데, 이는 이른 새벽에 RLS 증상이 시작되어 최종적으로 24시간이 지날 때까지, 심지어 팔이나 몸통으로 퍼질 때까지 점진적으로 부작용이 나타나는 증상입니다. 모든 도파민 관련 제품을 끊으면 RLS/PLMS 증상이 재발하여 불편할 수 있지만, 약물에 의존하지 않아야 근본적인 문제를 해결할 수 있습니다. 도파민계 약물을 줄이거나 끊을 때에는 일반적으로 또 다른 약물을 추가하면서 진행합니다.
- 도파민 약물이 쇼핑중독이나 도박과 같은 강박적인 행동을 일으킬 수 있다는 사실도 알아야 합니다. 단 약을 중단하면 회복할 수 있습니다.
- *가바펜틴(Gabapentin)계*: 가바(GABA)는 중추 신경계에서 생성되는 분자로 우리가 '마음의 여유를 갖게' 만들어 줍니다. 가바펜틴(gabapentin, 뉴론틴(Neurontin))으로 알려진 약물은 중추 신경계의 이완을 촉진합니다. 기술적으로는 항경련제이지만 신경과를 비롯한 여러 분야 의사들이 통증, 두통, RLS 등 다양한 증상에 사용합니다.
- 가바펜틴은 부작용이 심각하지 않고 도파민계 약이 일으키는 장기적인 문제도 없기 때문에 제가 최우선적으로 사용하는 치료법입니다. 일부 부작용으로 현기증, 피로, 졸음이 있을 수 있지만 그중 졸음은 오히려 수면장애나 불면증 치료에 도움이 되기도 합니다. 또한 가바펜틴과 친척 관계인 에나카빌(enacarbil, 호르티잔트(Hortizant))과 프레가발린(pregabalin, 리리카(Lyrica))

도 효과적일 수 있고, 어떤 경우에는 가바펜틴보다 더 뛰어난 효과를 발휘합니다.
- *벤조디아제핀계*: 4장에 나왔던 불면증 치료제이지요. 이것은 GABA 체계에서도 잘 작동하고 불안과 근육 경련 및 여러 증상을 치료할 수 있습니다. 환자에게 적절히 사용하면 매우 유용합니다. 문제점은 낮에 졸음이 오고 중독될 가능성이 있다는 것인데 처방대로 복용하면 괜찮아요. 다른 잠재적인 문제점은 OSA를 더 악화시킬 수 있다는 것입니다.
- 상황에 따라 아편 제제를 처방할 수 있지만(존의 사례에서와 같이), 아주 특수하거나 상태가 심각한 경우에만 그렇습니다.

주기성 사지운동증

주기성 사지운동증(PLMS)은 일반적으로 하지불안증후군(RLS)이 있는 사람에게서 발생합니다. 이 때문에 이 장에서 RLS/PLMS를 붙여 표기하고 있는 것입니다. RLS와는 PLMS는 야간 수면검사로 진단을 합니다. 증상은 발목과 발가락의 작은 움직임부터 대범한 발차기에 이르기까지 다양합니다(흔하지는 않지만 팔이 움직이는 경우도 있음). 배우자가 증상에 대해 말해 준다면 알 수도 있지만, 대부분의 경우 환자는 자신이 이를 겪고 있다고 인식하지 못합니다. 사지의 움직임이 수면장애를 일으키거나 수면을 방해하는 경우 주기성 사지운동장애(PLMD)라고 진단합니다.

RLS 환자의 80% 이상이 PLMS를 경험합니다. 움직임은 5~90초마다 일어나며 환자뿐 아니라 배우자도 지장을 받습니다. 또 낮에 졸음에 시달리기도 합니다. 성인의 약 4%가 이러한 증상을 겪고 있는 것으로 추정되며 노인, 특히 여성에게 더 흔하게 발생합니다.

RLS와 마찬가지로 PLMS/PLMD의 원인은 확실히 알 수 없습니다. 기면증, OSA 및 심장 질환이 있는 환자들과 교대근무를 하는 사람들에게 나타나며 카페인, 술, 담배로 더 심해질 수 있습니다. 스트레스도 마찬가지입니다. PLMS/PLMD를 치료하는 방법은 RLS 치료법과 유사합니다. 존의 경우는 RLS 증상을 호소하지 않았기에 사실 PLMD 사례에 해당됩니다. 하지만 보시다시피 이 두 가지의 치료법은 근본적으로 같은 방식입니다.

제가 여기서 말씀드리고 싶은 것은 배우자들이 밤에 '다리 경련'을 목격한다면, 이것은 확실히 문제가 있다는 뜻이고, 발작(아래 논의)이나 PLMS의 징후일 수 있다는 것입니다. 수면검사를 하면 더 정확한 진단이 가능합니다.

야간 하지경련

탈수나 전해질의 불균형 때문에 발생하는 야간 하지경련에 대해서도 간단히 언급할게요. 하루 종일 수분을 공급하는 것은 여러 가지 이유로 중요하지요(하루 평균 8잔을 마셔야 함). 이것이 경련 예방에도 도움이 됩니다. 물 대신 게토레이나 토닉 워터 같은 것도 효과적입니다. 그래도 경련이 계속된다면, 병원을 방문하세요.

요약 및 실천 계획

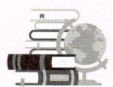

약물과 자연요법 등 RLS/PLMS에 대한 치료법이 많습니다. 요약하자면 다음과 같습니다.

- RLS가 있는 경우 일반적으로 'URGE'라는 네 가지 기준에서 경험하게 됩니다. 의사와 상담하십시오.
- 신경 질환과 같은 기저 질환을 치료하면 도움이 됩니다.
- 일부 의약품 또는 물질(베나드릴과 같은)을 바꾸거나 끊는 것도 이로울 수 있습니다.
- 철분 수치 검사를 받으세요. 특히 페리틴 검사요. 수치가 낮으면 철분 보충제를 복용하세요(의사가 괜찮다고 하면). 비타민 B12도 마찬가지입니다.
- 잠자리에 들기 전에 종아리 스트레칭을 해 보세요.
- 십자말 풀이처럼 잠자리에 들기 전에 정신을 분산시키는 활동을 하면, 증상을 잊고 더 쉽게 잠들 수 있어요. 비디오 게임이나 배우자와 대화하는 것도 효과적인 방법입니다.
- 약물에는 도파민계와 비도파민계 약물을 비롯한 여러 종류가 있습니다. 의사와의 상담을 통해 증상의 심각성과 빈도를 고려하여 어떤 것을 시도해야 할지 결정하세요.
- 밤새 다리를 차는지, 그러면서 잠이 깨는 것 같은지 배우자에게 물어보세요. 이것은 RLS와 함께 진행되는 주기성 사지운동증의 신호일 수 있습니다. 수면검사로 확인이 필요합니다.
- 야간 하지경련은 탈수 현상이나 전해질 불균형이 있을 때 발생합니다. 하루에 물을 충분히 마시도록 하세요. 만약 호전되지 않고 여전히 경련이 자주 일어난다면 의사를 방문하여 혈액검사를 받아야 할 것입니다.

CHAPTER
09

밤의 움직임, 파트 Ⅱ : 사건수면

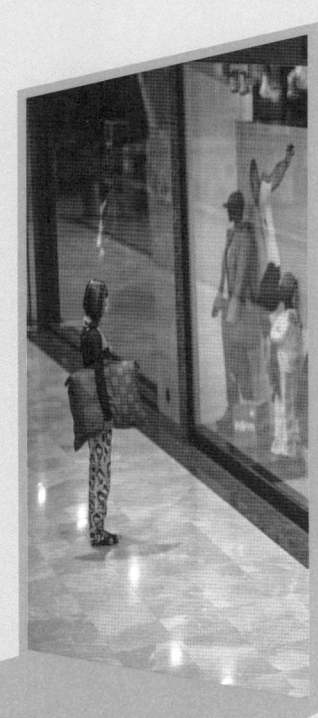

CHAPTER 09
밤의 움직임, 파트 Ⅱ : 사건수면

　사건수면(Parasomnias)은 수면 중에 일어나는 모든 형태의 비정상적인 움직임과 감각을 포괄하는 용어입니다. 여기에는 몽유병, 렘수면 행동장애의 모든 유형과 수면 성(性) 장애, 폭발성 머리증후군과 같은 낯선 질환도 포함됩니다. *입면시* 또는 *각성시* 환각과 같은 일부 사건수면은 3장과 10장에서 다루므로 이 장에서는 이야기하지 않을게요. 경련이라든지 일부 수면 중 비정상 움직임은, 엄밀히 정의하자면 사건수면이 아니지만 이 장에서 다룰 것입니다. 어쨌든 계속 읽어 주세요. 흥미로운 주제입니다.

　사건수면을 파악하는 가장 좋은 방법은 렘수면 중에 일어나는 증상과 비렘수면 중에 일어나는 증상으로 분류하는 것이에요. 렘 사건수면 먼저 알아봅시다. 여기에는 렘수면 행동장애, 수면마비, 악몽이 있습니다.

렘수면 행동장애(REM behavior disorder: RBD)

렘수면 중에는 근육이 마비되어 꿈을 행동으로 나타내지 못합니다(2장 참조). RBD의 유력한 원인은 뇌간(목 위쪽 부분)이 제대로 작동하지 않는 것입니다.

모든 것이 정상적으로 돌아갈 때 뇌에서는 움직이라는 메시지가 발생하고 그 신호는 척수를 지나 신체의 근육을 제어하는 신경으로 이동합니다. 정상적인 렘수면에서는 근육을 움직이라는 뇌의 신호가 멈추기 때문에 우리는 마비 상태에 빠져 꿈을 행동으로 표현하지 못하게 됩니다. 그러나 RBD가 있는 경우 렘수면에서 있어서는 안 될 행동이 나타납니다. 뇌로부터 나오는 신호가 바로 근육으로 내려가 근육을 활성화시키는 것입니다. 그러면 배우자를 때리거나 벽을 치거나 침대 밖으로 떨어지는 현상이 나타납니다.

RBD는 전형적으로 노인에게 잘 나타나는 질환인데, 고전적인 시나리오로 나이 든 신사가 눈에 멍이 든 아내와 함께 수면클리닉에 등장하는 장면을 들 수 있습니다. 꿈속에서 권투를 하다가 아내를 쳤기 때문이라고 하지요. RBD는 자기 자신이나 배우자를 다치게 한다는 점에서도 위험하지만, 우리가 주의를 기울이는 진짜 이유는 시누클레인 병증(synucleinopathies)이라고 불리는 만성 질환과 연결될 수 있기 때문입니다.

시누클레인 병증은 비정상적인 단백질이 뇌에 축적되는 질병입니다. 파킨슨병, 루이소체 치매, 다계통 위축증이 이에 속합니다. 퇴행성 신경 질환으로 알려져 있고, 안타깝게도 일단 시작되면 중단시킬 방법이 없습니다. 의학 문헌에 따르면, RBD로 진단을 받은 사람들의 40~75%가 10년 안에 이런 증상을 보일 것이라고 합니다. 환자들과 논의하기 어려운 주제인 것이 사실이에요. 하지만 저는 환자들에게—제가 지금 여러분께 말씀드리는 것처럼— 그 통계는 그다지 믿을만한 게 아니라고 말합니다.

제 말인즉슨 통계에 잡힌 사람들은 대부분 격한 꿈을 꾸는 와중에 배우자를 치거나 침대에서 떨어진 적이 있어 병원에 찾아온 사람들이란 것입니다. 하지만 가령 한 여성이 정원에서 꽃을 따는 잔잔한 꿈을 꾸고 있다고 해 봅시다. RBD가 있어도 그녀의 동작은 눈에 띄는 행동으로 드러나지 않겠지요. 이렇듯 RBD가 있는 사람들은 우리가 보는 것보다 더 많을 것으로 예상하며, 결과적으로 시누클레인병이 생길 가능성은 보고된 것보다 낮을 것이라고 생각합니다. 다시 말하지만 이는 저의 생각이며 반드시 정확한 사실이라는 의미는 아닙니다.

어쨌든 우리에게는 RBD 증상을 치료하는 것이 중요하겠지요. 치료법에는 고용량의 멜라토닌(3~12mg), 저용량의 클로나제팜(클로노핀, 0.25~0.5mg) 또는 두 가지를 조합한 것이 있습니다. 둘 다 꿈을 행동으로 표현하는 것을 억제하는 데 효과가 있는 것으로 나타났지만, 왜 효과가 있는지는 명확히 밝혀지지 않았습니다.

지금까지 RBD가 노인들에게 일어나는 경향이 있으며, 때로는 불행한 결과로 이어질 수 있음을 알아보았습니다. 한편 RBD가 올 수 있는 다른 상황으로는 정신 질환(외상 후 스트레스 장애와 같은)이 있을 경우, 항우울제(설트랄린(sertraline)[졸로프트(Zoloft)], 혹은 파록세틴(paroxetine)[팍실(Paxil)] 같은 SSRIs)를 복용하는 경우, 그리고 파킨슨병을 앓고 있다거나 기면증이 있는 경우가 있습니다. 마지막으로 폐쇄성 수면무호흡증(OSA)의 경우에도 RBD가 나타날 수 있는데, 호흡 중지 상태에서 환자의 뇌와 신체가 부분적으로 깨어나 꿈을 행동으로 표현하는 것처럼 보입니다. OSA 때문에 나타나는 증상이라서 이를 유사RBD(*pseudo-RBD*)라고 합니다.

RBD는 저 개인적으로도 활발하게 관여하고 있는 연구 분야입니다. 시간이 지나면 우리 분야의 많은 의사와 과학자들이 RBD의 발생원인뿐만 아니라 치료방법에 대해 보다 많은 것을 밝혀 주리라고 확신합니다.

또한 신경계 손상의 가능성을 예방하거나 줄이기 위한 물질인 신경세포보호제도 곧 개발되기를 희망합니다. RBD에 걸린 것을 알게 되면 바로 신경세포보호제를 투여하고 이를 통해 파킨슨병을 사전에 예방할 수 있다면 얼마나 이상적일까요? 희망을 갖고 지켜봅시다.

수면마비

수면마비는 렘수면에서 깨어날 때 발생합니다. 앞서 언급했듯이 렘수면에서는 근육이 완전히 마비됩니다. 수면마비는 사람이 기본적으로는 깨어 있지만 몸은 아직 렘'수면상태'에 있기 때문에 발생합니다. 부분적으로 깨어 있는 사람이 현실 같은 꿈을 꾸고 있는데 몸이 마비된 상태라면 그 느낌은 공포스러울 수 있습니다.

이것은 사람들이 왜 외계인에게 납치되었다고 말하는지에 대한 설명이 됩니다. 수면마비는 누구에게나 일어날 수 있고 섬뜩하기도 하지만, 꼭 치료가 필요한 질환은 아닙니다. 그러나 이러한 현상이 자주 발생한다면(예를 들어 일주일에 한 번), OSA나 기면증의 징후일 수 있으므로 별도의 검사가 필요합니다.

악몽

악몽이란 두렵고 불안한 상황에서 강렬한 공포나 두려움을 생생하게 느끼는 꿈이며, 악몽을 꾸면서 렘수면에서 깨어나게 됩니다. 밤이 깊어질수록 렘수면 구간이 점점 길어지기 때문에 악몽은 대부분 이른 새벽 시간에 발생합니다.

악몽을 꾸면 안정을 되찾는 것이 가장 중요한 대처법이지만, 스트레스를 줄이고, 편안한 취침 습관을 유지하며, 적절한 휴식을 취하는 것 모두 잠재적인 치료법입니다. 만약 악몽이 반복적으로 일어난다면 수면전문가에게 의뢰하세요. 특히 외상 후 스트레스와 관련이 있다면 약물이나 기타 심리 치료가 필요할 수 있습니다.

비렘사건수면에는 몽유병, 야경증, 혼돈각성, 수면 중 먹기, 수면성관계, 폭발성 머리증후군, 이갈이 등이 있습니다. 그 원인은 개인에 따라 술, 수면 부족, 신체적 활동, 감정적 스트레스, 우울증, 약물, 발열 등이 될 수 있습니다. 야간발작에 대해서도 곧 간단히 언급할게요.

몽유병

제가 가장 좋아하는 영화는 2008년 코미디 스텝 브라더스입니다. 이 영화에서 존 C. 라일리(John C. Reilly)와 윌 페렐(Will Ferrell)이 묘사한 등장인물들은 다름 아닌 몽유병으로 고통받는 40대입니다. 영화에서 보여주는 몽유병은 매우 재미있기도 하면서 믿기 힘든 실제 상황도 표현되어 있습니다.

몽유병은 특히 11~12세 사이의 어린이에게 흔하게 발생하고, 성인의 경우 약 4%만이 경험합니다(스텝 브라더스에 나오는 두 남자는 이 불행한 4%에 속해요.). 몽유병은 보통 N2수면에서 N3수면으로 넘어갈 때 발생합니다(N2가 우리 수면의 기준선이며 N3는 매우 깊은 수면단계예요.). 어린이들이 어른들보다 더 자주 몽유병을 경험하는 이유는 N3에서 더 많은 시간을 보내기 때문이에요.

하지만 수면을 방해하는 것은 무엇이든지 잠재적으로 몽유병으로 이어질 수 있어요. N3에서 많은 시간을 보내면(예를 들어 만성적으로 수면이 부족한 사람들) 몽유병이 생길 가능성이 높아집니다.

수면제 중에서 졸피뎀(앰비엔)이나 에스조피클론(루네스타)을 처방 받은 사람들에게 몽유병이 나타나기도 합니다. 어떤 사람이 일단 잠들었다가 내부적 요인(OSA)이나 외부적 요인(소음)으로 잠이 깨면, 부분적으로 깬 상태가 될 수 있습니다. 한밤중에 이렇게 부분적으로 깨어 있는 상태에서 차 안으로 들어가 운전을 할 수도 있고, 배우자를 공격하는 것과 같은 더 사악한 일도 저지를 수 있어요.

몽유병의 흥미로운 점은 뇌의 특정 부분이 차단된 채 다른 부분들은 작동하고 있다는 것입니다. 전두엽은 우리가 '나쁜 행동'을 하지 못하게 하는 '필터' 역할을 합니다. 몽유병에 걸리면 전두엽은 여전히 잠들어 있지만, 집 주위를 걷고, 문을 열거나 심지어는 자동차를 조작하게 하는 다른 부분들은 깨어 있게 됩니다. 이로써 사람들은 자신이 무엇을 하고 있는지 알지 못한 채 돌아다니게 됩니다. 흔히들 걷고 있는 몽유병 환자를 깨우면 안 된다고 말하지요. 그 이유는 전두엽이 잠들어 있기 때문에 어떤 종류의 갑작스러운 움직임(예: 갑자기 사람 깨우기)도 위협으로 인식될 수 있기 때문입니다. 그리고 전두엽이 잠들어 있기 때문에 도움을 주려는 사람을 공격하지 않게 하는 필터도 작동하지 않습니다. 그 결과 몽유병자는 자신이나 다른 사람에게 해를 끼치게 되요. 예를 들어 몽유병자가 집을 나가고, 차를 운전하고, 심지어 장전된 총을 발사한 보고가 있습니다.

그렇다면 몽유병에 어떻게 대처해야 할까요? 우선, 또 다른 수면질환의 가능성이 있다면 그것부터 해결해야 합니다. RBD와 마찬가지로 중요한 것은 문과 창문을 잠그고 오븐과 난로 손잡이를 떼어내는 등의 취침 안전을 점검하는 일입니다. 그리고 환자를 안심시켜 주세요. 하지만 앞에서 말했듯이, OSA와 같은 다른 수면문제가 있는지 파악하고 치료하는 것이 좋은 방법입니다. 때로는 약이 필요할 수도 있고, 또는 수면제를 끊거나 다른 것으로 바꿔볼 필요도 있습니다. 약을 쓰지 않기로 했다면 몽유병 환자에게 안심시키는 말을 해 주면서 침대로 데려가는 것이 좋습니다.

수면관련 식이장애

수면 중 음식물을 섭취하는 수면관련 식이장애는 몽유병의 한 형태입니다. 이런 경우 환자들은 종종 설명이 안 되는 체중 증가를 보이거나 수면 중 먹었다는 증거(침대에 있는 부스러기, 먹은 기억이 없는 음식 포장지 등)를 발견하곤 합니다. 수면관련 식이장애를 치료하는 방법은 다른 형태의 몽유병을 치료하는 것과 비슷합니다. 먼저 OSA나 하지불안증후군과 같은 기저 수면질환을 치료하고, 졸피뎀(앰비엔)과 같은 약을 끊음으로써 악화인자를 중단시킵니다. 치료가 더 필요하면 도파민성 약물(하지불안증후군에 사용되는 약)이나 항경련제 토피라메이트(topiramate, 토파맥스(Topamax))를 사용하기도 합니다.

수면 성(性) 장애

수면 성 장애는 말 그대로 사람들이 자는 동안 성적 활동을 하는 상태입니다. 본질적으로 몽유병의 한 형태이며, 몽유병에서 이야기했던 모든 정보가 똑같이 적용됩니다. 이 증상은 잠재적으로 성폭행이나 강간과 같은 엄청난 법의학적 결과를 낳을 수 있습니다.

폭발성 머리증후군

1890년대에 처음 보고된 폭발성 머리증후군은 잠이 들거나 깨어날 때 큰 상상의 소리(폭발하는 폭탄 소리 같은 것)를 듣는 양성 질환이에요. 정확한 원인은 규명되지 않았지만 뇌가 완전히 잠들지 않았거나, 수면에 방해를 받았거나, 스트레스와 불안이 있거나 혹은 내이(內耳)의 작동상태에 문제가 생겼기 때문이라는 이론이 있습니다. 특정 종류의 약으로 치료할 수 있지만, 안정을 찾는 것으로도 충분합니다.

혼돈각성

수면분야에서 각성이란 부분적인 각성을 말합니다. 혼돈각성은 부분적으로 잠에서 깨어나 혼란스러운 상태에 남아 있는 또 하나의 양성 질환입니다. 이 환자들은 보통 일어나 앉아 주위를 둘러본 후 다시 잠을 잡니다. 각성은 몇 초에서 몇 분까지 지속됩니다. 혼돈각성 중에 주의해야 할 것은 이것을 촉발시킬 수 있는 또 다른 수면장애 입니다. 몽유병처럼 어린이들에게 비교적 흔하고, 어른들에게는 덜 나타납니다.

야경증

야경증은 가장 파괴적인 수면장애 중 하나입니다. 왜냐하면 보통 큰 비명소리와 함께 극심한 패닉에 빠진 것처럼 *보이기* 때문입니다. 전형적으로 아이들에게 발생하는데, 정작 아이들은 악몽을 꾸고 있지 않으며 기억하지도 못합니다.

이러한 특성 때문에 관찰자(이 경우 부모님)는 꽤 심란하지만 정작 당사자는 두려웠던 기억 자체가 없습니다. 이것이 악몽과 야경증의 차이에요. 악몽을 꾼 다음 아이는 꿈에 대해 매우 상세한 설명을 하고 부모에게서 위로 받으려고 하지요. 반면 야경증에서는 아이가 깨어나기 힘들 뿐만 아니라(깊은 잠, N3 단계에 있기 때문에) 딱히 위로해 줄 것도 없어요.

몽유병과 마찬가지로 야경증도 성장하면서 차츰 사라집니다. 만약 야경증이 자주 일어난다면, 한 가지 방법이 있는데, 야경증이 발생하기 15분에서 30분 전에 미리 아이를 깨우는 것입니다. 증상이 심한 경우(특히 성인에게 나타날 때), 야간 수면검사 또는 추가 수면평가가 필요합니다. 약물이나 다른 치료가 필요할 수도 있어요.

이갈이

수면 세계의 바이블 격인 『국제 수면장애 분류』(제3판(ICSD-3))에 이갈이가 사건수면으로 분류되어 있지는 않지만 의미가 있기 때문에 여기에 넣었습니다. 이것은 사람들이 밤새 이를 갈거나 이를 악물고 자는 흔한 수면장애입니다. 이갈이의 결과로 두통, 악관절통 또는 치통이 생길 수 있고 그 결과 수면 도중 깰 수 있어요. 이 증상을 이갈이 자체의 문제로 볼 수도 있지만, 보통 불안이나 강박이 있을 때 나타납니다. 또한 OSA가 있는 사람들에게 이갈이가 나타나기도 하는데 기도를 열기 위해 턱을 움직이면서 치아가 서로 부딪치기 때문입니다. 이갈이를 치료하는 방법은 마우스 가드를 착용하여 치아를 보호하고, 불안감이나 OSA와 같은 기저 질환을 치료하는 것이 있습니다.

야간발작

이갈이처럼 야간발작은 사건수면으로 간주되지 않지만 이 범주에 잘 들어맞습니다. 발작의 전형적인 특징은 떨림과 몸부림인데 지켜보기에 무서울 수 있어요. 한편 팔을 움직이거나, 고정된 자세에서 머리를 한쪽에서 다른 쪽으로 돌리는 것처럼 아주 미세하게 나타날 수도 있습니다.

이러한 증상으로 야간발작과 혼돈각성을 구별하기도 합니다. 혼돈각성에서는 실제 행동이 다양하게 나타나고, 야간발작은 같은 동작을 반복적으로 계속하는(팔이나 손 흔들기 같은) 소위 *정형화된* 움직임을 보이는 경향이 강해요.

야간발작이 있는 사람들은 잠에서 깨어나도 매우 피곤할 수 있어요. 치료법은 항발작제를 사용하거나 다른 수면문제를 확실하게 해결하는 것이 있습니다. 만약 야간발작의 가능성이 있거나 다른 비정상적인 움직임(렘수면 행동장애나 몽유병)의 가능성이 있다면, 야간 수면검사를 받아보시기 바랍니다. 의사가 진단을 내리는 데 도움이 될 것입니다.

어떤 환자들은 야간발작의 영향으로 밤새 경련을 일으킨다고 합니다. 무의식적인 경련은 깨어 있을 때 일어나면 발작일 수 있지만, 자고 있을 때 일어나면 다른 질환일 수 있어요. 앞 장에서 이야기했던 PLMS일 수도 있고, 위에서 설명한 여러 사건수면 중 하나일 수도 있습니다.

이 장을 끝내기 전에 우리 모두가 가끔씩 경험하는 '정상 범주의' 증상 몇 가지, 특히 잠꼬대와 수면놀람증을 살펴보도록 합시다.

잠꼬대

우리 중 3분의 2 정도가 수면 중에 이야기를 한다는 보고가 있습니다. 치료를 요하지 않는 양성 질환이지만, 이 장에 나왔던 다른 증상들처럼 자주 일어난다면 자신의 수면이나 배우자의 수면에 지장을 줍니다. 혹은 다른 문제일 가능성이 있다면(예: OSA), 수면전문가를 찾아가는 것이 좋습니다.

수면놀람증

우리 모두는 수면놀람증을 경험한 적이 있습니다. 여러 이름으로 통하는데, 수면움찔, 선잠움찔, 수면경련, 야간경련 모두 같은 의미예요. 잠이 들기 시작할 때 일어나는 비자발적인 경련으로 딸꾹질 같은 것이죠. 짧은 시간이지만 갑자기 잠이 깨어 수면방해로 이어질 수도 있어요. 추락하는 느낌을 동반할 수도 있습니다. 수면놀람증은 일반적으로 양성이지만, 수면의 질이나 양이 나쁘다는 신호일 수 있습니다.

요약 및 실천 계획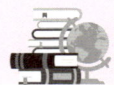

*사건수면*이라는 용어는 수면 중에 일어나는 모든 비정상적인 움직임과 감각을 포괄하며, 렘수면에서 일어나는 것과 비렘수면에서 일어나는 것으로 분류됩니다. 야간발작과 같은 증상은 반드시 사건수면으로 정의할 수는 없지만 수면과 전반적인 건강에 영향을 미치는 증상입니다.

- 이 모든 증상에서 가장 중요한 고려 사항은 *안전*입니다. 침대 및 침대 주변이 안전한지 확인하십시오(문과 창문 잠그기, 추락을 대비해 침대 주변에 쿠션 갖다 놓기 등).
- 많은 문제들이 또 다른 수면문제와 관련될 수 있습니다. 만약 이러한 비정상적인 움직임 때문에 수면에 지장을 받거나 아침에 자고 일어나도 피곤하다면, 반드시 수면전문가를 만나보십시오.

다음은 이 주제에 대한 몇 가지 추가적인 생각입니다.

- 규칙적인 수면시간을 유지하고 밤에 잠을 충분히 자는 것이 수면문제 해결의 기본 사항입니다.
- 현재 복용 중인 모든 약물과 성분을 의사에게 알리세요. 이중 일부는(예: 졸피뎀(앰비엔)) 증상을 촉발시키는 방아쇠가 될 수 있습니다.
- 스트레스를 줄이고, 술과 담배 및 유사 중독성 물질을 끊는 것이 중요합니다.
- 이러한 비정상적인 움직임이 언제 일어나는지 일기를 작성해 두면 의사가 유발원인을 찾는 데 도움이 됩니다.
- 침실 안전은 사고 예방에 가장 중요합니다.
- 수면검사는 진단에 도움이 됩니다.

- 진단 결과에 따라 기저 질환(예: OSA) 치료 또는 약물 치료가 동반되어야 합니다.

CHAPTER
10

기면증 :
과다 졸음

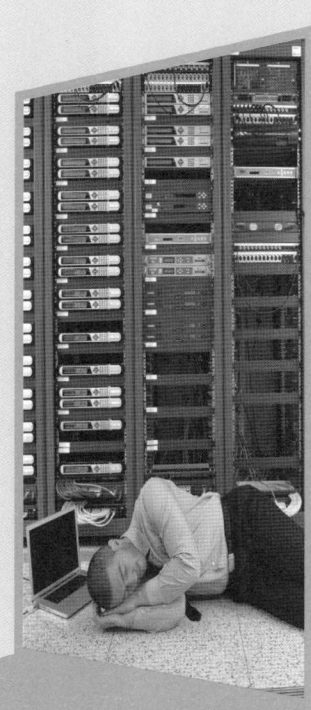

CHAPTER 10
기면증 : 과다 졸음

영화와 TV쇼에서 기면증이 묘사되는 방식은 재미는 있지만 정확하다고는 할 수 없습니다. 화면 속 등장인물은 보통 이런저런 활동을 하는 도중에 갑자기 아무런 전조 증상도 없이 잠에 빠지죠. 네, 물론 이런 일이 일어날 가능성은 있습니다만 실생활에서 보통은 그렇지 않아요.

기면증이란 과도한 졸림과 이에 기반한 다른 여러 증상을 특징으로 하는 질환입니다. 기면증이 있는 사람들은 일반적으로 십대 초반에서 중반 사이에 증상이 처음 나타났다고 합니다. 수업 시간이나 숙제를 하는 동안에도 잠이 들고, 주변 사람들에게 게으르다는 말을 듣기도 합니다.

기면증이라는 용어는 1880년 프랑스 의사 장 밥티스트 에두아르 젤리노(Jean-Baptiste-Édouard Gélineau)가 '수면' 또는 '마비'를 뜻하는 그리스어 *narkē*와 '공격'을 뜻하는 *lepsis*를 결합하여 만들었어요. 하지만 기면증이 처음 묘사된 정황은 단테 알리기에리(Dante Alighieri)가 1307년부터 그가 사망했던 1321년 사이에 쓴 『신곡(*Divine Comedy*)』에서 찾아볼 수 있어요. 이 책에서 단테는 자신이 매우 졸리다는 불평을 합니다. 짧고 상쾌한 낮잠을 자는 동안에 환영과 환각을 경험했고, 강한 감정을 느끼는 동시에 근육 약화와 추락하는 기분이 드는 증상을 토로합니다. 10장을 읽다 보면 이러한 증상들이 기면증을 진단하는 주요 기준이라는 것을 알게 될 겁니다.

기면증은 인구의 1% 미만에서 나타나지만, 의외로 매우 흔한 증상이고 주변에서 쉽게 볼 수 있습니다. 기면증은 치료도 얼마든지 가능합니다. 주목할 점은 증상을 보이기 시작한 시점부터 진단받는 시점까지 10년 정도 걸린다는 것입니다. 제 환자 중 한 명인 린다도 7~8살 때 처음으로 기면증 증상을 겪었습니다.

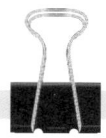

지금 생각해 보면 수면에 계속 문제가 있다는 징조가 보였지만, 그 조각들을 하나하나 모아 한 곳으로 수렴하기까지 오랜 시간이 걸렸습니다. 고등학생이었을 때 본격적으로 힘들어지기 시작했어요. 아침 수업 시간에 잠들기 일쑤였고, 남은 하루 동안 몸을 질질 끌다시피 다녔어요. 저는 그저 잠을 충분히 자지 못하는 거라 생각했고, 의사 선생님들을 포함한 모든 사람들이 "그래, 한창 성장할 십대잖니. 원래 다 그런 거란다."라고 말씀하셨어요.

대학 3학년이 되어서야 비로소 문제가 무엇인지 보였어요. 스피치 수업을 수강했는데, 그 수업에서 제 파트너에게 기면증이 있었고, 그녀와 같이 준비하는 스피치 주제가 바로 기면증이었어요. 스피치 연습을 하다가 그녀가 하는 말에 너무 놀라 멍해지고 말았어요. "어머, 세상에, 그게 나야. 나도 똑같이 그렇게 느낀다니까. 매일. 증상이 똑같아."

결국 저는 수면전문가를 만나 광범위한 수면검사를 받았어요. 왜 진작 이렇게 해 볼 생각을 못했을까요. 진단 결과 기면증으로 나왔습니다.

저는 지금 스물네 살이에요. 처음 증상을 기억하는 나이는 일곱 살인가 여덟 살이에요. 하지만 제가 알기로는 기면증으로 진단받는 시기는 대부분 어른이 되고 한참 지난 후죠. 저는 늘 피곤했는데, 사실 누구나 모두 피곤하잖아요. 제가 실제로 수면전문가를 찾아간 건 19살인가 20살 무렵이었어요.

수면검사는 두 단계로 진행됩니다. 먼저 전신에 선을 연결하고 수면검사를 시작합니다. 하룻밤이 걸리지요. 그리고 다음 날 일어나면 연속해서 다섯 번의 낮잠을 자게 합니다. 저에게는 어렵지 않았어요. 약을 안 먹었을 때라면 몇 분 안에 잠들 수 있거든요. 그러니 두 번째 검사 단계에서 다섯 번의 낮잠을 바로 잘 수 있었습니다. 오히려 잠들지 말라고 했을 때 깨어 있는 것이 더 힘들었어요.

저는 수년간 여러 의사에게 진료를 받아 왔습니다. 대학 2학년 때에는 한 정신과 의사의 오진으로 ADHD 약을 먹은 일도 있었어요. 아침 수업 시간에 깨어 있느라 힘든 시간을 보내고 있었는데, 제가 아는 어느 누구도 기면증이 뭔지 잘 알지 못했어요. 드문 질환이긴 하죠. 배론 박사님은 제가 본 유일한 기면증 전문가예요. 박사님은 제 수면검사 결과를 보고 기면증으로 확진하셨습니다.

기면증 치료는 다양하게 진행되었는데, 첫 치료는 각성제를 써서 수면을 방해하는 것으로 시작되었어요. 현재 제가 복용하고 있는 암페타민염(amphetamine salts, 애드럴(Adderall))이나 리스덱삼페타민(lisdexamfetamine, 바이반스(Vyvanse))이 그러한 약입니다. 이 약의 효과로 저는 정신이 맑은 상태로, 정상적인 활동이 가능해졌습니다.

한때 배론 박사님은 저의 수면을 돕기 위해 자이렘(Xyrem)이라는 약을 시도했습니다. 이건 약간 이상한 약이에요. FDA가 승인한 감마-히드록시부티르산인데, 일명 데이트 강간 약입니다. 저는 약 4개월 동안 복용했는데, 효과는 있었지만 부작용이 심했고 너무 독한 약이어서 복용을 잠시 중단했어요.

지금은 낮에만 먹고 있어요. 잠들기 전 처방전 없이 구입할 수 있는 약을 먹기 때문에 중간에 깨는 일은 없어요. 이 조합은 거의 완벽하게 효과가 있는 것 같아 보이면서도 뭔지 모를 갈등이 있습니다. 물론 제 방법이 절대 100% 옳다고는 생각하지 않아요. 때때로 괴로움이 찾아오기도 하지만, 덕분에 성공적이고 정상적인 삶을 살고 있습니다.

배론 박사님과 저는 월요일부터 금요일까지 근무 날에는 아침에 서방정(약물이 서서히 방출되는 정제약-역주) 각성제를 복용하고, 주말에는 복잡하고 힘든 일이 없는 한 낮에 속방정(약물이 빠르게 방출되는 제형-역주)을 복용하기로 결정했어요.

제가 기면증이 있어서 우울하냐고요? 아니요. 그렇지 않아요. 어렸을 때부터 증상이 있었으니 진단을 받았을 때에는 오히려 안도감이 들었고, 증상에 대한 궁금증도 해결되었어요. 이제 기면증 때문에 괴로워하지 않아요. 다른 방법은 알지도 못하고요. 딱히 피곤하지 않을 때가 언제인지는 모르겠어요. 기면증은 이미 제 삶의 일부가 되었으니까요

그렇다고 사람을 무력하게 만드는 기면증의 본질이나 심각성을 경시하고 싶지 않습니다. 많은 사람들이 기면증을 잘 알지 못하는

> 가운데 그저 가벼운 불편함 정도로 취급하고 무시해 버리는 것 같아요. 저도 나름대로 괜찮은 직장에 매일 출근하는 사람으로 기면증을 날마다 치료한다는 게 정말 힘에 부칩니다. 약 덕분에 정상적으로 생활할 수는 있지만, 몸과 마음에 과한 부담이 되는 부작용을 감수해야 합니다.

린다의 사례를 통해 기면증에 대한 여러 귀중한 정보를 얻을 수 있습니다. 이 장의 뒷부분에서 더 이야기하겠지만 다음은 막 떠오르는 몇몇 생각입니다.

- 졸음이 많은 사람들, 특히 십대들은 린다처럼 주의력 결핍 과잉 행동 장애(ADHD)로 오진받기도 합니다. 같은 종류의 약(각성제)으로 치료할 수 있지만, 졸음이 오는 수면장애가 있는 사람들(기면증이나 폐쇄성 수면무호흡증)의 근본적인 문제는 주의력과 인지 능력에 장애를 줄 수 있는 졸음입니다. 절대 ADHD와 같지 않습니다.
- 각성제는 기면증에 제일 먼저 쓰는 치료법이지만 심박수를 빠르게 하거나 혈압을 높이는 등의 부작용이 있습니다. 또한 이러한 약물을 쓰고 과민성 성격으로 바뀌었다는 보고도 있습니다. 하지만 적절히 사용하면 환자의 삶이 바뀔 수 있습니다. 곧이어 자세한 이야기를 해 봅시다.
- 감마-히드록시부티르산(자이렘)이 린다에게 맞기를 바랐지만

부작용 문제가 있었어요. 메스꺼움, 구토, 현기증, 야뇨증, 몽유병 또는 떨림은 흔한 부작용입니다. 술이나 다른 수면제를 겸하면 위험한 호흡 감소가 일어날 수 있으므로 삼가야 합니다. 이러한 부작용에도 불구하고 감마-히드록시부티르산은 기면증의 졸림 현상뿐만 아니라 탈력발작을 없애는 데도 도움이 될 수 있습니다.

- 기면증으로 고생하고 있는 환자들에게 제가 가장 중요하게 강조하는 것은 안전입니다. 약물 사용에도 안전을 기해야 하고, 운전을 하거나 중장비를 작동할 경우에도 안전에 주의해야 합니다. 린다의 경우, 주중에 계속 약을 잘 복용했다면 주말에는 좀 쉬어가는 게 낫다고 판단했습니다.
- 기면증으로 고군분투하는 사람에게 이상적인 상황은 수면과 약물 치료를 일상화하여 기면증 증상이 일상에 지장을 주지 않게 하는 것입니다. 저는 기면증 환자에게 점심시간 15분에서 20분 정도 낮잠을 자라고 하는데, 그 짧은 낮잠으로 나머지 하루를 수월하게 지낼 수 있습니다. 만약 일을 한다면 직장에 제출할 의사의 진단서가 필요할 수도 있겠죠. 별 것 아닌 것 같아도 큰 차이를 만들어 낼 수 있습니다.
- 기면증에는 유전적인 요인이 있지만 절대적인 원인이 될 수는 없습니다. 의학과 건강 분야에서는 선천적 요인(유전자)과 후천적 요인(환경 내 물질에의 노출)이 공존합니다.
- 감사하게도 린다는 우울해하지 않았어요. 많은 기면증 환자들이 우울할 수 있는데, 그 병의 특성을 정확히 이해하고 알려주는 사람이 없기 때문에 더욱 그렇게 되지요. 다행히도 환자들

이 의지할 수 있는 좋은 지원 단체들이 있답니다. 다음은 기면증 연합 홈페이지에요. http://narcolepsynetwork.org/resources/support-groups 둘러보시길 바랍니다. 처음에 정보 얻기 좋은 곳이 될 거에요.

앞서 말씀드렸듯이 기면증에서는 과도한 낮 졸음이 다른 증상들과 함께 나타납니다. 그 다른 증상으로는 탈력발작, 환각, 수면마비 등이 있습니다.

기면증의 특징적인 증상인 *과도한 주간졸음*은 약물복용, 폐쇄성 수면무호흡증 또는 기타 수면장애 때문이 아닙니다. 수업 시간이나 회의 중에 잠드는 것 외에도, 과도한 주간졸음은 운전 중이거나 교통 체증에 갇혀있을 때 나타날 수 있습니다. 어떤 환자는 제게 자신이 영화나 쇼에 출연할 수 있다면서 액션을 취하는 도중에 잠들어 버리기도 합니다.

기면증의 두 번째 증상인 *탈력발작*은 몸에서 근육긴장이 빠지는 증상으로, 크게 웃거나 매우 화를 내는 상황에서 발생합니다. 손에서 컵을 떨어뜨리거나 머리가 앞으로 숙여져 들어 올리지 못하면서 증상을 알아차립니다. 또는 무릎이 꺾이고 명확한 언어구사 능력이 떨어지기도 해요. 좀 더 극단적인 경우 순간 털썩 주저앉을 수도 있어요.

기면증 환자들에게 탈력발작이 나타날 수 있지만 반드시 그런 것은 아니에요. 탈력발작은 일반적으로 약 2분 정도 지속됩니다. 바닥에 주저앉는 증상이 일반적인 다른 발작일 때와 다른 점은 의식을 잃지 않는다는 점입니다. 나중에 이렇게 말하거든요. "난 완전히 깨어 있었고 다 알고 있었어. 단 움직일 수가 없었던 거지."

　탈력발작은 처음에는 기면증을 앓고 있는 개를 대상으로 광범위하게 연구되었어요. 탈력발작이 있는 개들의 동영상은 인터넷에서 볼 수 있습니다(검색 엔진에 '지친 기면증 개(Rusty the narcoleptic dog)'를 입력해 보세요). 재미있는 영상들이 나올 겁니다. 개들은 신이 나서 돌아다니다가 갑자기 땅에 주저앉아 버려요. 잠시 후에 완전히 괜찮아졌다가 그 과정이 다시 반복됩니다.

　탈력발작은 렘수면이 각성 상태로 진입할 때 일어납니다. 렘수면에서 일어나는 마비로 갑자기 근육의 긴장이 풀려버리게 되는 것이지요.

　기면증 환자들은 종종 *환각*을 경험하는데, 3장에서 간단히 살펴보았습니다. 어떤 소리를(예를 들어 초인종) 들을 수도 있고 실제로 있지 않은 무언가를(예를 들어 느리게 움직이는 그림자) 볼 수도 있어요. 이것은 반은 깨어 있고 반은 잠든 상태로 진입하는 중인 꿈의 이미지예요. 만약 잠이 들 때 환각이 일어난다면 입면시 환각이라 부르고, 깨어날 때 일어난다면 각성시 환각이라고 부릅니다.

　전형적인 사례의 환자는 이렇게 말합니다. "잠이 들었던 거 같아요. 그런데 문득 깨어나 보니 방에서 이상한 존재가 느껴졌어요. 누군가가 제 이름을 부르는 소리가 들렸고, 어두운 그림자가 다가오는 것을 보았어요." 외계인에게 납치되었다고 신고한 사람들은 아마 수면마비와 함께 입면시 환각이나 각성시 환각을 경험했을 것입니다. 이것이 기면증의 네 번째 증상입니다.

　*수면마비*를 앓고 있는 환자들은 실제로 몸을 *움직일 수 없어요*. 이 증상은 환각의 상태에서 발생하므로 매우 두렵게 느껴질 수 있습

니다.

　사람이 렘수면에 들어갈 때에는 세 부분, 즉 눈, 호흡에 관여하는 횡격막, 그리고 내이(內耳)의 아주 작은 근육을 제외하고는 머리부터 발끝까지 마비됩니다. 기면증 환자들은 수면마비를 자주 겪지만, 누구나 이따금씩 수면마비를 경험합니다. 저도 그런 적이 있어요. 자주 일어나지 않는 한 기면증은 아니랍니다.

　기억하세요. 기면증인 모든 환자가 이 네 가지 증상을 모두 경험하는 것은 아닙니다. 다른 모든 의학적 양상이 그렇듯이 교과서에 실생활이 그대로 담기는 것은 아니지요.

　뇌의 한 영역인 시상하부는 체온, 배고픔, 수면 각성 주기 같이 우리의 생각으로 결정되지 않는 요인들을 조절합니다. 시상하부는 히포크레틴 호르몬(때로 오렉신(orexin)이라고도 함)을 생산한다는 점에서 기면증과 매우 밀접한 관계가 있는데, 히포크레틴이 수면-각성 안정제일 것이라고 추정합니다. 즉 히포크레틴은 사람들이 깨어 있다면 계속 깨어 있도록, 잠들어 있다면 계속 잠을 잘 수 있도록 도와주는 역할을 합니다.

　기면증은 왜 생기나요? 제가 자주 받는 중요한 질문입니다. 그 정확한 원인은 알지 못합니다만, 유전적인 원인이 있을 수 있어요. 많은 환자들이 어머니나 삼촌이 비슷한 증상을 보였다고 말해요. 또한 바이러스에 감염되어 스스로를 공격하는 자가면역질환 때문에 생길 수 있어요. 저는 기면증이 의심되는 환자에게 "이런 증상들을 유발할 만한 사건을 기억하시나요?"라고 묻습니다. 바이러스성 질병이 잠재적인 원인이거든요. 그 밖에 머리에 외상을 입거나 H1N1독감 백신 접종 후에 기면증이 발생했다는 보고가 있습니다.

기면증의 실제 원인이 무엇이든 일단 신경 세포들이 높은 비율로 손상되면, 히포크레틴의 생산량이 심각하게 낮은 임계점에 도달하게 되고 기면증 증상들이 나타나게 됩니다.

기면증을 어떻게 진단하는가?

제가 언급한 네 가지 요소의 임상 병력이 중요하고, 실험실 내 검사도 실시할 수 있습니다. 혈액검사로 사람의 면역 체계에 관여하는 HLA를 살펴볼 수도 있어요. 또한 히포크레틴을 검사하는 척추천자 방식도 있는데, 흔하게 하는 것은 아닙니다.

기면증이 의심될 때에는 환자에게 PSG/MSLT검사(수면다원검사와 다중수면잠복기검사의 조합)를 권합니다. 이 검사를 통해 환자가 얼마나 빨리 잠이 드는지 뿐만 아니라 어떤 수면단계로 진입하는지를 알아봅니다. 기면증인 사람은 MSLT 검사에서 총 다섯 번의 낮잠을 모두 평균 8분 이내에 자게 됩니다.

이 짧은 낮잠을 자는 동안 대부분의 환자는 렘수면에 들어가는 구간을 최소 2회 경험하게 됩니다. 보통 렘수면에 도달하는 것은 60~120분 동안 잠들 때 가능하기 때문에, 15~20분간 낮잠을 잘 때에 렘수면에 도달한다면 기면증의 징후일 수 있습니다. 흥미롭게도 기면증 환자들은 짧은 낮잠 동안 꿈도 꾼다고 합니다. 이것은 비정상적으로 빠르게 렘수면으로 향하기 때문입니다.

환자에게 기면증이 있다고 진단하면 저는 보통 모다피닐(modafinil, 프로비질(Provigil)) 또는 아모다피닐(armodafinil, 누비질(Nuvigil)과 같은 각성제를 처방해 치료를 시작합니다. 모다피닐은 미국에서 20년간 판매되어 왔으며 가까운 '사촌'격인 아모다피닐은 2007년에 나왔어요. 이 두 가지 약은 기본적으로 뇌와 신체의 '속도를 높여' 졸음을 없애는 데 도움이 됩니다. 저는 보통 환자들에게 주중에는 약을 복용하되 주말에는 최소한 하루를 쉬라고 합니다.

모다피닐이나 아모다피닐의 주요 부작용은 두통과 복통입니다. 둘 다 더 오랜 기간 사용하면 없어지기도 해요. 여성의 경우 경구 피임약을 복용하면 약의 효과가 떨어질 수 있어요. 제가 여성 환자들에게 이 약들을 처방할 때에는 산부인과 의사와 피임약의 사용에 대해 상담하라고 말합니다. 보통 산부인과에서는 약과 함께 콘돔 등의 피임 방법을 추가합니다.

기면증에 사용되는 다른 약물로는 메틸페니데이트(methylphenidate, 리탈린(Ritalin)), 암페타민염(amphetamine salts, 애드럴(Adderall))이나 리스덱삼페타민(lisdexamfetamine, 바이반스(Vyvanse)) 같은 전통적인 각성제가 있으며, 환자가 낮에 깨어 있게 하는 데 도움이 됩니다. 안타깝게도 이러한 종류의 약들은 모다피닐이나 아모다피닐보다 심장의 두근거림과 혈압 상승 같은 부작용이 더 많으며, 장기적으로 복용하면 위험할 수 있어요. 그럼에도 사용할 필요가 있다면 사용하는 게 좋습니다.

만약 모다피닐이나 아모다피닐이 듣지 않거나 충분한 효과가 나지 않는다면, 린다에게 처방했던 감마-히드록시부티르산(자이렘)을 추가할 것입니다. 감마-히드록시부티르산은 매우 특이한 약으로 미국의 오직 한 약국을 통해서만 유통됩니다. 흔히 '데이트 강간' 약으로 불리며, 매우 깊은 잠에 빠지게 합니다. 처방전이 필요한 약이고 수면 직전에 액체 형태로 복용합니다. 이 약은 환자들이 회복 수면인

'델타파'또는 N3수면을 취하도록 합니다(자세한 정보는 2장 참조). 그리고 2시간 반~4시간 후에 환자를 깨워서 두 번째 용량을 복용하게 합니다. 이로써 또 다른 매우 깊은 수면 구간에 빠져들게 되고 낮 동안 훨씬 기분이 좋아지게 도와줍니다.

기면증은 낮에 과도한 졸음이 오는 장애이기 때문에, 밤이 되면 분명 깊은 잠에 빠질 것이라고 생각합니다. 하지만 린다가 앞서 말했듯이 이들은 밤에도 깊이 자지 못하는 가혹한 운명에 휘말립니다. 다른 각도에서 보면 기면증은 수면-각성 조절 시스템이 고장난 것으로 볼 수 있습니다. 즉 수면은 각성을 방해할 수 있고(극도로 졸리거나 심지어 탈락발작을 일으킴), 각성은 수면을 방해하여 불면증을 유발할 수 있다는 말입니다. 기면증 환자를 감마-히드록시부티르산으로 치료하면 수면의 질을 향상시킬 수 있습니다. 일부 의사들은 수면의 질을 향상시킬 목적으로 기면증 치료용 수면제를 투여하기도 하지만 주된 치료제는 각성제입니다. 다시 말하지만, 낮 동안 환자에게 생동감을 줄 목적이에요.

때로는 증상이 경미한 환자는 약 복용을 꺼리는데, 그럴 경우 15~20분 정도 낮잠을 자고 커피를 마시라고 권합니다. 임산부나 수유부에게 이 접근법을 사용하는데(산부인과 의사가 커피가 괜찮다고 하면), 흥미롭게도 기면증은 임신 중에 어느 정도 개선되기도 합니다.

특발성 과다수면증: 과도한 졸음, 밝혀지지 않은 원인

과도한 졸음이 문제인 기면증에 대해 이야기해 보았는데요. 과도한 졸음과 관련한 또 다른 질환인 특발성 과다수면증이라는 것이 있습니다. *특발성*이라는 용어가 의학에 사용될 때에는 무언가가 왜 일어나는지 정확한 원인을 모른다는 뜻입니다. *과다수면증*은 과도한 졸음을 의미합니다. 특발성 과다수면증 환자들은 기면증이 가지고 있는 특징을 보이지 않습니다. 확실하게 알 수 있는 방법은 앞에서 설명한 PSG/MSLT 검사입니다. 이 환자들은 졸림의 양상을 보이긴 하지만, 기면증 환자가 낮잠 중에 보이는 렘구간은 존재하지 않습니다. 이들을 기면증 환자로 진단할 수는 없어도 비슷한 치료를 할 수 있습니다.

어떤 사람들에게는 긴 수면시간이 필요한 특발성 과다수면증이 있는데, 하룻밤에 12시간씩 자야 하지요. 약물 치료가 한 가지 방법이 될 수 있고, 각성제(기면증에서와 같이)가 답이 될 수도 있어요. 미리 계획한 낮잠이 방법일 수도 있어요. 좋은 수면습관과 올바른 수면위생 또한 중요합니다.

특발성 과다수면증으로 진단받은 환자도 이를 진단한 의사도 좌절감을 느낄 수 있어요. 때에 따라 치료약은 보험 처리가 안 되기도 하며 약의 효과가 뜻대로 잘 나오지 않기도 해요. 현재 신경학/수면의학 분야에서 연구가 진행 중이며, 앞으로 항생제(클래리스로마이신(clarithromycin))와 같은 놀라운 효과를 가진 약들이 유용할 수 있어요.

피로: 증상을 치료하고 고정관념을 버리세요

과도한 졸음과 피로의 차이는 과연 무엇일까요? 비슷하게 들리지만 사실 다르답니다. 과도한 졸음을 느끼는 사람들은 전날 밤에 얼마나 많이 잤든 상관없이, 앉기만 하면 졸음이 온다고 말합니다. 반면 피로한 사람들은 낮에 과도하게 졸린다는 말을 하지 않아요. 단지 그들이 하고 싶은 일을 할 힘이 없는 것이에요.

수면장애가 있는 사람은 졸음과 피로를 동시에 느낄 수 있지만 그 두 가지의 원인은 다릅니다. 졸음은 OSA 때문이거나, 혹은 잠을 충분히 자지 못해서 올 수 있는 반면, 피로에는 더 다양한 이유가 있어요. 분명한 원인을 규명하는 것은 더 어려운 일인데, 여기에는 앞서 이야기했던 상황뿐만 아니라 우울증, 만성 통증, 또는 섬유근육통(잘 알려지지 않음)과 같은 증상도 포함됩니다. 비타민 결핍이나 우리가 먹는 특정한 음식들, 예를 들어 글루텐이 가득한 음식들도 피로의 원인이 될 수 있습니다. 이 주제에 관해서는 마크 하이먼(Mark Hyman) 박사의 『울트라 마인드(*Ultra Mind Solution*)』(2009)를 참조해 보세요.

피로의 경우 많은 환자들이 어디를 찾아가야 할지 잘 몰라 저에게 옵니다. 저는 PSG/MSLT와 혈액검사를 포함한 전체적인 검사를 하는데, 명확한 답이 나오지 않기도 합니다. 조만간 피로를 유발하는 원인이 더 밝혀지겠지만, 지금 우리가 할 수 있는 일은 일단 증상을 치료하고, 스트레스나 식습관도 가능한 원인으로 보면서 고정 관념을 탈피하는 것이 중요합니다.

요약 및 실천 계획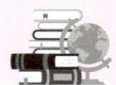

- 기면증과 그 사촌 격인 특발성 과다수면증은 과도한 주간졸음이 주된 문제인 상태입니다. 즉 환자들은 전날 밤에 잠을 많이 잤음에도 불구하고 낮에 잠들어 버립니다(심지어 원하지 않을 때에도).
- 낮에 지나치게 졸음이 오는 것과 별개로, 기면증은 탈락발작(화가 나거나 흥분했을 때 근육의 긴장이 풀리는 것)과 같은 다른 증상을 동반하는 반면, 특발성 과다수면증은 대부분 '단지' 졸리는 증상이에요.
- 이러한 상태는 수면전문가의 진단이 정확하며, 야간 수면검사를 받은 후 낮잠검사를 받는 것이 일반적입니다(PSG/MSLT). 혈액과 척수액 검사는 기면증의 진단에 도움이 될 수 있지만, PSG/MSLT보다 훨씬 드물게 실시됩니다.
- 치료법은 다음과 같습니다.
  - 밤에 충분한 휴식을 취하는 것이 무엇보다 가장 중요합니다.
  - (시간과 근무 여건이 허락하는 한) 한낮의 짧은 낮잠(15~20분)은 졸음을 줄이는 데 매우 도움이 됩니다.
  - 가장 중요한 것은 자동차 운전과 중장비 작동에 안전을 기하는 것이에요. 만약 참을 수 없이 졸리다면 졸음을 적절하게 해결할 때까지 운전하거나 위험한 기계를 조작하지 마세요.
  - 신체를 각성시키는 약물로는 모다피닐, 아모다피닐 및 암페타민 등이 있습니다.
  - 감마-히드록시부티르산(상표명 자이렘)은 기면증에 매우 효과적이지만, 자기 전에 복용하고 한밤중에 일어나 또 복용해야 하는 특이점이 있습니다.

- 피로는 과도한 졸음과 약간 다릅니다. 피로를 겪는 사람은 낮에 실제로 잠을 자지는 않지만, 자신이 원하는 것을 할 기운이 없어요. 다양한 건강문제가 영향을 주기 때문에 어떤 원인을 구체적으로 밝혀 치료하기가 매우 어렵습니다.
- 다음은 피로의 원인이 될 수 있는 예시입니다.
    - 이 책에 나오는 모든 수면장애
    - 우울증, 만성 통증, 섬유근육통 증상
    - 비타민 결핍
    - 특정 음식(예: 글루텐으로 채워진 음식)
    - 결론: 우리는 아직 피로에 대해 완전히 파악하지 못하고 있고, 치료방법은 기저 질환을 찾아내어 개선하려고 노력하는 것입니다.

CHAPTER
11

망가진 체내 시계

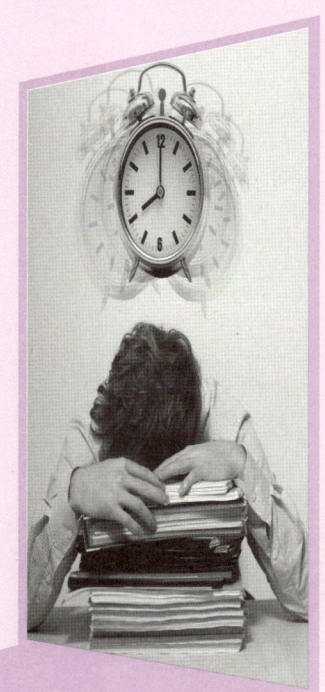

CHAPTER 11
망가진 체내 시계

    우리 몸은 언제 잠을 자고 언제 일어나야 하는지 알려 주는 체내 시계에 의해 제어됩니다. 이러한 수면과 각성 주기를 일주기리듬(circadian rhythm)이라 일컬으며, 햇빛, 온도, 기타 환경의 영향을 받습니다. 밖이 어두워지면 잠이 들고 해가 뜨면 일어나기 마련이죠. 하지만 아시다시피 우리의 삶이 늘 원칙대로 이루어지는 건 아닙니다.

    따라서 우리 중 많은 사람들은 일주기리듬 장애를 앓습니다. 이 범주에는 전진성 수면위상증후군, 지연성 수면위상증후군, 비(非)24시간 수면-각성 장애, 교대근무 장애, 시차 등이 있어요.

    일주기리듬에 대해 이야기할 때마다 텔레비전, 스마트 폰, 태블릿 등(자체 발광 화면이 있는 것)을 포함한 *블루라이트* 전자 기기가 인체에 미치는 영향이 꼭 언급됩니다. 이 기계들이 발산하는 블루라이트는 우리 체내 시계에 '속임수'를 써서 햇빛이 눈에 들어오고 있다고 믿게 해요. 햇빛은 우리의 가장 강력한 *차이트게버*(*zeitgeber*, '시간을 제공하는 자'라는 의미의 독일어)이고, 취침 시간에 블루라이트를 보면 우리 뇌는 지금 태양이 떠 있으니 잠들지 말아야 한다고 착각하게 됩니다. 이 상황에서 멜라토닌은 원래대로 생산되지 않고 결국 잠들기가 어려워집니다.

앞서 말했듯이 수면위생의 핵심 사항 중 하나는 잠자기 30~60분 전에 발광 화면이 있는 전자 기기를 끄는 것입니다. 최근에는 청광 차단 안경(주황색 색조)이 나오고 청광 차단 프로그램 및 앱이 개발되는 등 상당한 진전이 있었습니다. 이러한 연구들은 아직 초기 단계이지만, 수면위생을 개선하는 데 큰 도움이 될 것이라 생각해요. 하지만 무엇보다 가장 좋은 방법은 자기 전에 블루라이트 기기를 치우는 것입니다.

자, 이제 일주기리듬 장애를 살펴보도록 합시다.

전진성 수면위상증후군

이 증상이 있는 사람의 체내 시계는 사회적 기준보다 앞으로 이동한 상태예요. 주로 어르신들에게 나타나며 저녁 6시부터 7시 사이에 졸리기 시작하여 깨어 있기 힘들어 하시지요. 잠이 들면 7~8시간 후인 새벽 3시쯤에 일어나게 돼요. 피로하다거나 다른 문제를 호소하지는 않지만, 친구나 가족들과 원하는 때에 소통하기 어려운 문제가 발생합니다.

전진성 수면위상증후군을 치료하는 방법은 저녁에 빛을 밝게 밝혀서 멜라토닌의 생산을 보다 적절한 시간까지 지연시키는 것이에요.

의사와 상담하는 것도 중요합니다.

지연성 수면위상증후군

 이 증상은 전진성 수면위상증후군보다 훨씬 더 흔하게 나타나는 것으로 체내 시계가 사회적 기준보다 뒤로 이동한 상태예요. 지연된 수면위상증후군(DSPS)은 십대들에게 많고, 전형적인 시나리오는 다음과 같습니다. 한 십대 아이가 종업식을 마치고 친구들과 어울려 놀고 싶어 합니다. 새벽 3시까지 어울려 놀다가 일어나고 싶을 때까지 늦잠을 자요. 여느 십대들과 다를 바 없지요. 그러다가 새 학기가 시작하면, 친구들은 일찍 잠자리에 들고 아침 7시에 일어나도록 자신의 체내 시계를 조절합니다. 하지만 DSPS가 있는 이 아이는 그렇게 할 수가 없어요.

 DSPS 치료법은 아침에 밝은 빛을 보는 것입니다. 최소 2,000룩스(밝기의 단위)의 인공조명을 20분 동안 켜 놓을 수도 있고(눈을 직접 겨냥하지 않도록 주의), 자연 빛을 20분 동안 받을 수도 있어요. 전진성 수면위상증후군과 마찬가지로, 밝은 빛을 사용하여 멜라토닌의 생산을 차단하는 것이에요.

 이들에게도 멜라토닌 약을 사용하지만, 불면증 치료를 위한 멜라토닌의 형태는 아닙니다. 일주기리듬 장애에 권장되는 멜라토닌의 용량은 0.3~0.5mg이며, 300~500μg으로 표기되기도 합니다. 평균적으로 잠들기 약 5시간 전에 복용하고 매일 밤 같은 시간에 복용하는 것이 좋습니다. 예를 들어 어떤 사람이 새벽 4시까지 잠들지 못한다고 가정해 봅시다. 저는 이 경우 매일 밤 11시에 0.5mg의 멜라토닌을 먹도록 처방할 것입니다. 그러면 아침에 쐬는 밝은 빛과 함께 체내 시계를 재조정하는 데 도움이 됩니다. 만약 필요하다면, 취침 시간 전에 멜라토닌과 수면제를 함께 먹도록 처방할 수도 있어요.

한물 간 치료법이지만 시간요법(chronotherapy)이라는 것도 있습니다. 환자는 약 1주일 동안 매일 밤 3시간 늦게 잠자리에 들어야 하며, 취침 시간이 원하는 시간으로 될 때까지 새로운 수면일정을 엄격하게 준수해야 합니다. 잠을 억지로 일찍 청하는 것보다 잠자는 시간을 늦추는 것이 더 쉽기 때문에 이 방법이 효과적일 수 있습니다. 물론 면밀한 계획하에서요.

그런데 일주기리듬에 장애가 있다고 해서 반드시 수면에 지장을 받는 것은 아니에요. 만약 DSPS 환자가 새벽 3시부터 오전 11시까지 잤다면 좋은 컨디션을 유지할 수 있거든요. 그러니 최대한 수면 시간을 재조정하는 것이 중요해요. 이 시간을 맞출 수 있는 일로 이직을 하거나 스케줄을 조정하는 것이 하나의 치료 방법이 될 수 있어요.

모든 수면 질환과 마찬가지로 수면전문가에게 진단받는 것이 좋습니다. 의사와 환자가 수면 스케줄을 함께 조정할 수 있도록 수면기를 사용하는 것도 권장합니다.

비(非)24시간 수면-각성 장애

이것은 시각 장애인이나 심각한 정신 질환을 앓고 있는 사람들에게 나타나는 희귀 질환입니다. 앞서 설명했듯이 우리의 체내 시계는 빛과 어둠의 신호에 기반을 두기 때문에 완전히 실명한 사람들은 이 방식으로는 빛과 관계를 맺지 못할 수도 있습니다. 우리의 체내 시계는 실제로 24.2시간을 기준으로 돌아가요. 지구의 하루가 24시간이라는 점을 감안할 때 이 차이는 그리 큰 문제로 보이지 않습니다. 하지만 체내 시계가 매일 조금씩 더 길어지면 햇빛과 어둠으로 적절하게 우리 자신을 재설정해야 합니다. 만약 그렇지 못할 경우 우리 몸은 체내 시계를 24.2시간으로 유지하는 능력을 잃게 됩니다. 시각장애인과 비24시간 수면-각성 장애가 있는 사람들은 빛이 주는 단서를 활용할 수 없기 때문에 결국 하루 24시간 체계에서 완전히 어긋나게 됩니다.

비24시간 수면-각성 장애는 약물과 수면시간 조정을 통해 치료할 수 있어요. 일정한 시간에 멜라토닌을 섭취하는 것도 효과가 있습니다. 멜라토닌에서 파생한 라멜테온(ramelteon, 로제렘(Rozerem))과 타시멜테온(Tasimelteon, 헤틀리오즈(Hetlioz)) 또한 유용합니다.

교대근무 수면장애

근무 일정과 밀접하게 관련되며 수면이 필요할 때 자지 못하고 완전히 깨어 있어야 할 때 졸음이 오는 질환입니다. 동반되는 증상으로는 집중력 저하, 피로, 과민성, 우울증, 대인관계 문제 등이 있습니다.

교대근무를 하는 모든 사람이 교대근무 수면장애를 겪는 것은 아니에요. 이 증상은 치료하기가 매우 어려운 편이고 각종 사고, 실수, 기타 심각한 문제들로 이어질 수 있습니다. 다음 통계는 국립수면협회(National Sleep Foundation)에서 가져온 것입니다.

- 미국 근로자의 약 15%가 9시부터 5시까지라는 전통적인 근무틀에서 벗어나 새벽근무, 야간근무 또는 교대근무를 합니다.
- 야간근무와 교대근무 근로자의 약 10%는 교대근무 수면장애를 앓는 것으로 추정됩니다.
- 교대근무자의 25~30%는 과도한 졸음이나 불면증을 경험합니다.

교대근무 수면장애는 그 자체로도 특수한 질환이지만, 자료에 따르면 교대근무를 장기적으로 하면 암과 생명을 위협하는 질병으로 이어질 수 있다고 해요. 그 원인은 다양하고, 증명된 이론도 없지만, 멜라토닌의 감소가 큰 역할을 하는 것으로 보입니다. 설명은 간단해요. 교대근무자가 야간근무 중 빛에 노출되면 멜라토닌이 뇌에서 분비되지 못해요(기억하지요? 멜라토닌은 어두운 밤에 생산됩니다).

멜라토닌은 수면-각성을 조절하는 역할 외에도 강력한 항산화 기능이 있습니다. 산화작용은 매일 일어나는 신진대사의 부산물이며, 방치하면 몸에 해롭습니다. 염증을 방치한다고 생각해 보세요. 멜라토닌을 비롯한 항산화제들은 이 유해한 부산물을 감소시킬 수 있습니다. 장기간 야간근무를 하면 멜라토닌의 생성이 감소되기 때문에 염증이 증가할 수 있고, 이것은 암과 기타 만성 질환을 초래할 수 있습니다. 나아가 교대근무를 하는 사람들은 집에 돌아와 잠을 잘 자지 못하는 경우가 많은데, 그러면 신체에 노출되는 염증의 양이 증가합니다.

마지막으로 교대근무 근로자들은 대개 건강한 음식을 챙겨 먹기 어렵습니다. 주로 자동판매기 등에 의존하는데, 이것은 건강을 해치는 또 다른 잠재적 원인입니다.

저는 환자들에게 교대근무가 끝나고 귀가하는 도중에 멜라토닌을 복용하게 합니다. 만약 운전을 한다면, 완전히 집에 도착하고 나서 복용해야겠지요. 교대근무 후 수면이 부족한 상태에서 도로를 주행한다면 극도의 주의를 기울여야 하고, 멜라토닌 복용도 당연히 늦추어야 합니다.

야간근무자들은 퇴근하는 즉시 선글라스를 쓰고 가능한 한 햇빛을 피하는 것이 좋습니다. 태양은 우리에게 일어날 때가 되었고 멜라토닌 생산을 중단할 때라는 것을 알리는 가장 강한 신호라는 걸 기억하세요.

야간근무자들은 집에 돌아오면 암막커튼이나 수면안대를 사용하여 최대한 어두운 환경을 만들어야 해요. 교대근무로 발생하는 여러 부작용은 낮에 양질의 수면을 취하면 상쇄될 수 있습니다. 야간근무자들에게 근무 후 낮 수면은 매우 중요하며, 때로는 수면을 돕도록 처방약을 복용할 수 있습니다.

교대근무가 시작되기 전에 30분가량 잠을 자는 것도 좋습니다. 근무 중이라도 낮잠 시간을 계획해서 자는 것이 도움이 되고, 근무 시작 전 혹은 초반에 밝은 빛을 보는 것도 뇌를 각성시키는 좋은 방법입니다. 모다피닐(modafinil, 프로비질(Provigil)) 또는 아모다피닐(armodafinil, 누비질(Nuvigil)) 같은 각성제를 이용하여 일하는 동안 각성상태를 촉진합니다. 마지막으로 교대근무가 바뀔 때에는 앞 시간으로 이동하는 것이 이상적입니다. 야간근무일 때는 조금씩 자는 시간을 늦추는 연습을 해야 합니다.

이제 실제 사례를 통해 교대근무가 무엇인지, 동반되는 문제점들은 무엇인지 알아봅시다. 제가 몇 년 동안 알고 지내 온 의사 존은 뉴저지에 있는 한 병원의 응급실장이에요. 주로 낮에 일하지만, 한 달에 두세 번 야간근무가 있지요.

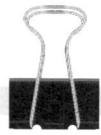

　제가 잠의 가치를 처음으로 제대로 이해한 것은 대학 시절 소아암 기금 모금 행사에 참여했을 때였어요. 행사에 참여하는 48시간 내내 깨어 있었어요. 그전까지는 잠이 신체의 건강, 감정, 사고의 명확성에 끼치는 영향력을 철저히 과소평가하고 있었습니다. 46시간 가까이 깨어 있게 되자 저는 환각을 느꼈고 어머니의 이름도 생각이 안 났어요. 술이라도 취한 것 같았지요.
　6개월가량 낮과 밤의 교대근무를 번갈아 가며 했고, 2년 반 동안은 저녁 7시부터 아침 7시까지 본격적으로 야간근무만 했어요. 일주일에 4일 야간근무를 하시는 아버지를 보며 자랐지만, 처음에는 적응 기간이 필요했습니다. 병원에서 일하는 의사는 누구나 이미 야간근무 경험을 해 봤기 때문에 기본적인 사항을 이해하는 데 큰 무리가 없습니다. 하지만 이런 일을 해 본 적이 없는 사람이 새로 오면 저는 미리 계획을 세워서 신체가 수면 부족 상태에 어떻게 반응하는지 살펴보라고 말합니다. 밤에 일하는 것이 자신의 인지력과 행복감에 어떤 영향을 미치는지 알고 있어야 합니다.
　야간근무를 할 예정이라면, 낮에 얕은 잠을 자서는 안 됩니다. 낮에는 방해받기도 쉽고 그러면 다시 잠들기도 어려워요. 초인종이 울리든, 광고 전화가 오든, 혹은 이웃집에서 공사를 하든, 깊은 잠을 자면서 주변의 산만함에 영향을 받지 않아야 합니다.

저는 이제 3일 이상 연이어 야근을 하지 않으려고 해요. 그렇지 않으면 제 컨디션이 엉망이 된다는 것을 알거든요. 어쩌다 야근을 하게 되면 아침에 집에 돌아와 4~5시간 정도 잠을 자고, 오후에 일어나서 활기찬 하루를 보냅니다. 그렇게 하면 그날 밤 평소와 비슷한 시간에 잠자리에 들 수 있어요.

야간근무는 많은 준비가 필요합니다. 부담스러운 일이지요. 저와 함께 일하는 많은 여성들은 아침에 집에 가면 아이들을 돌보아야 하는 젊은 엄마들인데, 아이들은 엄마가 밤새 일했다는 사실을 이해하지 못하잖아요. 아기가 낮잠을 자면 같이 몇 시간 눈을 붙였다가 다시 일하러 가야 합니다. 어떻게 그렇게 해내는지 솔직히 모르겠어요.

수면 부족의 부작용은 심각합니다. 저의 아버지는 62세에 고혈압, 심장병, 암이 있었어요. 반면 할아버지는 92세까지 평생 건강하셨지요. 아버지의 문제가 야간근무 때문이라고 단정 짓기는 어려워요. 하지만 수면시간은 확실히 정상적이라 볼 수 없었는데, 그게 피로 회복과 심혈관 및 신경학적 건강에 현저한 영향을 미치는 요소입니다.

야간근무를 한다면 그 위험성에 대비해야 합니다. 그렇지 않으면 건강이 나빠지고 가족에게도 해로운 영향을 미칠 수 있어요. 야간근무 기간 동안에는 자기 자신을 면밀히 살피면서 자신의 수면 욕구, 평소의 습관, 그리고 행복을 느낄 요소가 무엇인지 알아야 합니다. 스트레스가 높은 직업에는 절대적 확신과 명확한 사고가 필요한데, 수면이 부족하면 그런 것을 갖추기 어려워집니다. 야간근무 기간에는 가족의 협조와 친구들의 이해가 필요해요. 그리고 회복 시간에 공을 들이고, 건강과 행복감이 뒷받침되어야 합니다.

보시다시피 교대근무는 문제가 될 수 있고 교대근무 수면장애는 누구에게나 생길 수 있습니다. 따라서 직업상 교대근무를 해야 하는 사람들은 수면이 부족하면 어떤 증상이 나타날지 알고 있어야 합니다. 게다가 존이 지적한 것처럼, 최대한 효율적으로 수면을 취하고 있는지도 반드시 확인해야 합니다.

이 파트의 내용으로 교대근무자들을 겁주려는 것이 아닙니다. 우리는 교대근무가 장기적으로 건강에 좋지 않다고 알고 있지만, 아직 밝혀지지 않은 것도 많습니다. 예를 들어 만성적인 교대근무에 특별히 취약한 사람들이 있는가? 교대근무가 전혀 해롭지 않은 사람들이 있는가? 이런 질문들에 대한 답은 더 지켜봐야 합니다. 작업 환경을 뜻대로 바꾸는 게 쉽지 않지요. 하지만 가능하다면 주간근무조로 옮겨보라고 권하고 싶습니다. 필요하다면 의사 소견서를 써 드릴 수 있어요.

우리는 수면 부족이 얼마나 많은 영향을 미칠 수 있는지 과소평가하는 경향이 있어요. 엑슨 발데즈(Exxon Valdez)호 원유 유출 같은 사고를 절대 잊어서는 안 됩니다. 선원들은 밤샘 작업으로 극도로 수면이 부족했고 배가 알래스카 연안의 암초에 충돌하여 수백만 갤런의 기름이 바다로 유출된 사건이에요.

시차

시차는 기본적으로 두 개 이상의 시간대 사이를 빠르게 이동한 후에 체내 시계가 꺼져버리는 과정입니다. 일반적으로 우리의 체내 시계는 우리가 사는 표준 시간대에 맞춰 설정됩니다(일주기리듬). 체내 시계는 우리가 잠을 자고 일어나는 것뿐만 아니라, 체온이라든지 우리가 생각하지 않았던 생리학적 요소도 조절합니다.

장거리를 빠른 속도로 여행할 때(즉 비행기에서), 우리의 체내 시계는 현지 시간대를 따라잡지 못합니다. 먼 조상들에게나 심지어 100년 전만 해도 없었던 문제에요. 그때에는 천천히 도보나 말, 보트로 여행했으니까요. 요즘에는 여러 시간대를 빠르게 여행하다 보니 시차가 생기게 되었어요.

신체가 시간대 이동에 적응하는 데에는 하루 정도 걸리며, 서쪽에서 동쪽으로 여행할 때 '따라잡기'가 더 어려워요. 이 적응 기간 동안에는 과도한 졸음이나 불면증, 특히 소화불량이 일어날 수 있어요. 노인의 경우 시차가 더 심하게 올 수 있고 회복 기간도 더 오래 걸릴 수 있어요.

『뉴잉글랜드 의학저널(*The New England Journal of Medicine*)』에 보고된 연구에 따르면, 시차를 악화시키는 다른 요인도 있습니다. 8,000피트 상공에서 가압된 기내 객실은 혈액 내 산소 수치를 낮춰 탈수증 및 다른 불편한 감정을 일으킬 수 있어요. 사람들이 비행기에서 평소처럼 많이 활동할 수 없는 것도 시차 증상을 더욱 악화시킵니다.

그렇다면 어떻게 대처해야 할까요? 어느 방향으로 여행하고 있는지에 따라 몇 가지 유용한 방법이 있습니다. 만약 동쪽으로 간다면 (더 어려운 상황), 떠나기 며칠 전부터 매일 밤 취침 시간을 30~60분 정도 앞당기세요. 잠들기 30~60분 전에 멜라토닌 1~3mg을 먹는 것도 도움이 됩니다. 만약 서쪽으로 간다면 반대로 하면 돼요. 매일 밤 30~60분 정도 늦게 잠자리에 드세요. 앞서 얘기했듯이 햇빛이나 밝은 빛은 우리의 체내 시계를 조절하는 데 도움이 됩니다. 따라서 동쪽으로 향할 때는 아침 일찍 빛에 노출되는 것을 피하고, 오후와 이른 저녁에 가능한 한 많은 빛을 받는 것이 좋습니다. 서쪽으로 향할 때는 새로운 목적지에서 아침에 밝은 빛을 쬐는 동시에, 오후나 저녁에 빛을 피하는 것이 좋은 방법이에요.

시도해 볼 수 있는 여러 가지 간단한 것들이 있는데, 대부분은 좋은 수면습관과 일맥상통합니다.

- 도착지 시간이 밤일 경우 비행기에서 자려고 노력하고, 낮이라면 깨어 있도록 하세요.
- 도착지의 식사 시간에 맞추어 식사를 하세요.
- 도착지에서 열리는 중요한 행사에 참여해야 한다면 몸이 미리 적응할 수 있도록 며칠 일찍 도착하세요.
- 탈수를 방지하기 위해 비행 전, 도중, 후에 물을 마시도록 하세요.
- 잠자기 몇 시간 전에는 술이나 카페인을 삼가세요. 둘 다 수면을 방해하고 탈수를 일으킬 수 있습니다.
- 비행 중에 일어나 자주 걸어 다니세요. 몇 가지 간단한 기내 운동과 스트레칭을 하세요. 목적지에 도착하면 잠자기 전에 무리한 운동을 하지 마세요. 수면이 지연됩니다.
- 목적지에 도착해서 잠자리에 들기 30~60분 전에 멜라토닌을 복용하면 잠을 청하기 좋습니다. 보통 1~3mg을 추천해요.
- 따뜻한 목욕은 언제나 이롭고, 목욕을 마친 후 체온이 떨어져서 잠들기 쉬워집니다.

- 수면안대나 귀마개가 있으면 기내에서와 도착지에서 유용하게 쓸 수 있어요. 목적지에 도착하면 수면에 방해되는 것은 피하세요. 창을 통해 들어오는 빛은 없는지 확인하세요.
- 시차가 생겼다고 치료받을 필요는 없지만 수면제가 도움이 될 수 있습니다. 멀리 자주 여행을 하는 사람들은 의사와 상의하세요.

요약 및 실천 계획

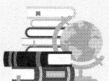

우리 몸의 체내 시계는 일주기리듬에 맞게 언제 잠자리에 들고 언제 일어나야 하는지 알려줍니다. 그런데 몇 가지 장애로 일주기리듬이 흐트러질 수 있어요. 증상이 보이면 병원을 방문하는 것이 좋습니다.

전진성 수면위상증후군 또는 지연성 수면위상증후군과 같은 일주기리듬 문제에서는 체내 시계를 재설정하기 위한 구체적인 계획이 필요합니다.

- *전진성 수면위상증후군* 환자의 경우, 오후에 햇빛을 받고 이른 저녁에 활발한 활동을 하는 것이 좋습니다.
- *지연성 수면위상증후군* 환자의 경우, 잠자기 몇 시간 전에 멜라토닌을 복용하거나 밤에 전자 기기의 사용을 피하고, 아침에 햇빛을 받기, 그리고 이 모든 것을 꾸준하게 실행하는 것이 중요합니다.
- 만약 여러분에게 이러한 증상이 있다고 생각한다면, 수면일기를 작성해서 수면전문가에게 보여주고 상의하세요.

*비24시간 수면장애*가 있는 사람들은 24시간 체계와 완전히 어긋난 체내 시계를 가지고 있어요. 치료 방법은 약물을 복용하고 일정한 수면-각성 시간을 지키는 것입니다. 멜라토닌을 정해진 시간에 복용하면 라멜테온(로제렘)과 타시멜테온(헤틀리오즈) 같은 약처럼 효과를 낼 수 있습니다.

교대근무 수면장애는 잠을 자야할 때 잠자는 것이 어렵고 활짝 깨어 있어야 할 때 졸음이 오는 증상으로, 집중력 저하, 피로, 과민성, 우울증, 대인관계 문제 등이 나타납니다. 이를 해결하는 방법이 몇 가지 있습니다.

- 교대근무가 끝나면 멜라토닌을 복용하세요.
- 야간근무자는 일단 퇴근하면 선글라스를 착용하고 햇빛을 피하세요.

- 집에 도착하면 최대한 어두운 환경을 만드세요.
- 근무 후 낮에 질 좋은 수면을 취하세요.
- 가끔은 수면을 도와주는 처방약을 복용하세요.
- 교대근무를 시작하기 30분 전에 주무세요.
- 교대근무 중에 잠깐 눈 붙일 수 있는 시간을 짜 넣으세요.
- 교대근무 시작 전이나 초반에 밝은 빛을 쬐면 활력을 얻는 데 도움이 됩니다.
- 모다피닐(프로비질) 또는 아모다피닐(누비질)과 같은 약은 일할 때 각성 상태를 촉진합니다.
- 교대시간이 바뀔 때에는 시간을 앞당기는 게 더 낫습니다.

시차는 두 개 이상의 시간대 사이를 빠르게 이동한 후에 체내 시계가 꺼지면서 발생합니다. 증상을 개선하는 방법은 다음과 같습니다.
- 동쪽으로 여행한다면, 며칠 동안 매일 취침 시간을 30~60분 정도 앞당기세요. 멜라토닌 보충제가 도움이 될 수 있어요. 일단 목적지에 도착하면, 아침에 빛에 노출되지 않도록 하고 오후와 초저녁에 가능한 한 많은 빛을 쬐도록 노력하세요.
- 서쪽으로 여행한다면, 며칠 동안 매일 취침 시간을 30~60분 정도 늦추세요. 새로운 목적지에서는 아침에 밝은 빛을 쬐고 오후와 초저녁에는 빛을 피하세요.
- 시도해 볼 수 있는 다양하고 간단한 방법들이 있는데, 대부분은 우리가 이야기했던 좋은 수면습관을 수반합니다.

CHAPTER
12

수면과 기술

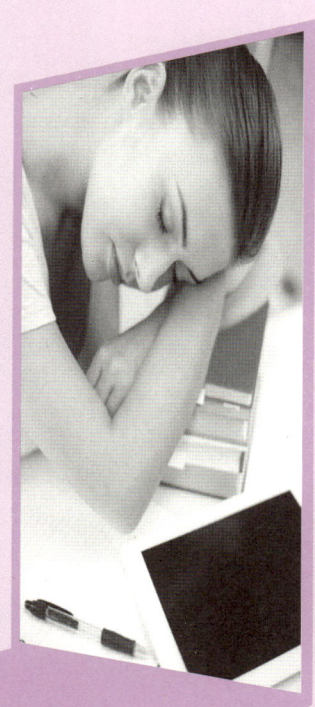

CHAPTER 12
수면과 기술

　수면을 추적할 수 있는 많은 웹사이트와 스마트폰 앱이 개발되었지만, 저의 경우 이들에 의존하여 진단을 내리고 치료한다고 말하기는 어렵습니다. 환자들이 이러한 기기에서 나온 자료를 가지고 오면, 내용이 뭔지 확인해 볼 수는 있지만 주요 진단 내용을 바꿀 근거로 활용하지는 않습니다. 그래도 저의 많은 환자들이 여러 사이트와 앱을 유용하게 활용하고 있으니, 제가 앞에서 말했듯이, 해가 되지 않는다면 시도해 볼 가치가 있습니다. 이번 장은 매우 짧지만 언급되는 내용들은 여러분들에게 많은 도움이 될 것입니다.

　3장에 나왔던 오드리와의 인터뷰를 되짚어 보며 기술이 수면을 어떻게 개선시키고 있는지 살펴봅시다. 오드리는 슬립사이클(Sleep Cycle)이라는 앱을 사용하기 시작한 이후 잘 잘 수 있게 되었다고 했어요. 오드리가 우리와 공유한 내용 중에서 가장 중요한 포인트는 다음과 같습니다(인터뷰 내용은 간결하고 명료하게 편집했음).

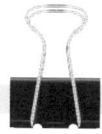

　슬립사이클은 제가 아이폰에서 사용하는 앱이에요. 침대에 누울 때 플러그를 꽂으면 밤 사이의 모든 행동이 기록됩니다.
　수면을 기록하면서 제가 얼마나 잠을 잘 못자고 있는지, 밤에 몇 번이나 일어나는지 알게 되었어요. 아침에 일어났을 때 왜 피로가 풀리지 않았는지도 명백해졌지요. 저는 슬립사이클이 무슨 알고리즘을 사용하는지는 모르지만, 매일 밤 깊은 수면단계에 몇 번이나 도달하는지, 실제로 침대에 누워 있는 시간은 얼마나 되는지 등을 파악할 수 있게 되었어요.
　새롭게 얻은 정보를 바탕으로 저는 수면습관을 바꾸었어요. 밤 11시에 텔레비전을 보곤 했는데, 지금은 녹화해서 다음 날 아침 옷 입는 동안에 봐요. 밤 11시 이전에 자고 아침 6시 30분쯤 일어납니다. 전적으로 앱 덕분이라고 할 수는 없지만 현재 약 7시간 반의 수면을 취하고 있어요.
　저는 매일 밤 슬립사이클 앱을 사용하고 있어요. 언제 정확히 잠자리에 드는지, 언제 깨서 화장실을 가는지, 잠이 오지 않으면 일어나서 얼마나 오랫동안 책을 읽는지 정확히 알 수 있지요.

　오드리의 사례가 보여주듯이 이러한 앱(다른 기술 포함)의 유용한 점은 사람들이 자신의 수면에 관심을 갖도록 유도하고, 의사가 환자들에게 시도하고자 하는 치료를 어느 정도 강화시켜 준다는 것입니다. 예를 들어 이 추적 프로그램으로 사람들은 자신의 수면을 관찰하고, 현재 컨디션과의 상관관계를 분석하거나, 특정 치료법이 어떻게 작용하는지를 보다 객관적으로 파악하게 됩니다.

스마트폰을 비롯한 요즘의 수면 추적 장치는 대부분 모션 감지기로 작동합니다. 그 전제는 많이 움직이지 않는 사람은 잠을 자고 있고, 많이 움직이는 사람은 '선잠'을 자거나 깨어 있다는 것입니다. 미래에 좀 더 정밀한 제품이 개발된다면, 이러한 앱들이 생활필수품으로 자리 잡을지도 모르지요. 하지만 현재로서는 좋은 진료의 보완책 정도이며, 아직 완전히 대체할 수준은 아니라고 생각합니다.

현재 수면 모니터링에 대한 자료는 많이 존재하지만, 의료와 기술이라는 분야는 매우 빠르게 발전하기 때문에 이 책을 쓰는 지금 이 순간에 인기 있고 유망한 기술이 머지않아 사라질 수도 있답니다. 그리고 이 장에서 다루어지는 내용에 대한 일종의 면책 조항으로 저는 이들 회사, 기계 또는 출판물에 어떠한 지분도 가지고 있지 않다는 점을 명백히 밝혀둡니다.

수면 관련 스마트폰 앱에 관심이 있는 분들은 다음의 사이트를 참고하면 유용할 거예요.

- http://www.healthline.com/health/healthy-sleep/top-insomnia-iphone-android-apps#
- http://www.mensfitness.com/life/gearandtech/10-best-mobile-apps-track-your-sleep
- http://www.tomsguide.com/us/pictures-story/679-best-sleep-apps.html

더 간단한 방법으로는 검색 엔진에 '건강 불면증 앱(healthline insomnia apps)', '남성용 피트니스 수면 앱(men's fitness sleep apps)' 또

는 '톰의 가이드 슬립 앱(tom's guide sleep apps)'을 입력하면 됩니다.

이 주제에 대한 보다 과학적인 접근법은『세계 이비인후과학회지(*World Journal of Otorhinolaryngology*)』(두경부 외과에 최근 발표된 종합 보고서)에 나와 있습니다. 이 논문에는 시중의 많은 스마트폰 앱의 리뷰가 있으며, 의사들을 대상으로 쓴 글이지만 관심 있는 사람은 누구나 접속하여 볼 수 있습니다.

다음은 제가 유용하다고 생각하는 웨어러블 기술에 대한 리뷰입니다.

- https://www.wareable.com/withings/best-sleep-trackers-and-monitors
- http://www.nosleeplessnights.com/best-sleep-tracker/
- http://gadgetsandwearables.com/2017/03/18/the-best-sleep-trackers/
- 또 다른 간단한 방법으로, 검색 엔진에 다음을 입력하세요. '웨어러블 수면추적기(wearable sleep trackers)', '불면증 없는 수면추적기(no sleepless nights sleep trackers)' 또는 '기계장치와 웨어러블 수면추적기(gadgets and wearables sleep trackers)'

마지막으로『슬립리뷰(*Sleep Review*)』라는 간행물은 다양한 온라인 불면증 프로그램에 대한 심도 있고 실용적인 분석을 싣고 있습니다. 2014년부터의 데이터지만 여전히 유효하고 이를 뒷받침하는 특정 의학 문헌도 보유하고 있습니다. 이 중 일부는 논문을 잘 요약한 SHUTi, CBT-I 코치, Sleepio를 포함합니다.

요약 및 실천 계획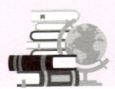

현재 많은 앱과 기기가 출시 중이며, 앞으로 더 많이 출시될 것이 분명합니다. 이에 대한 저의 견해를 다음과 같이 요약해 보겠습니다.

- **현재로서는 이 기술을 굳이 사용할 필요는 없다고 생각합니다.**
- 그래도 이 기술로 여러분이 수면과 건강에 전반적으로 더 많은 관심을 기울일 수 있다면 분명히 좋은 일이에요.
- 이러한 앱과 기술을 사용하기로 결정했다는 것 자체가 건강을 개선하려는 의지의 표명이므로, 그 노력에 찬사를 보냅니다. 그렇지만 이 글을 쓰는 현재 의학적 가치가 충분할 만큼 정밀하다고 생각하지 않아요. 하지만 모든 것이 그렇듯 시간이 지나면서 제 추측도 변할 것입니다.

CHAPTER
13

꿈

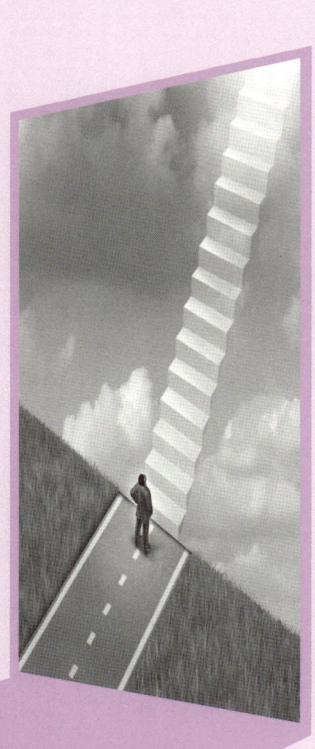

CHAPTER 13
꿈

　우리가 꿈을 꾸는 데는 그만한 이유가 있을 거예요. 그렇지 않으면 도대체 왜 그렇게 꿈을 꾸겠어요?

　사람들이 종종 꿈의 중요성에 대해 묻습니다만, 유감스럽게도 명확한 답은 없습니다. 널리 통용되는 믿음은 꿈이 현실에서 가지고 있을지 모르는 걱정을 반영한다는 것입니다. 또는 꿈이 영감의 원천을 제공함으로써 현실의 삶에 영향을 주고 그게 바로 꿈의 목적일 수 있다고도 말합니다. 결론은 어느 누구도 확실히 알지 못한다는 것이지만, 이 주제에 대해 고민해 보고 또 이야기를 나눠 보는 것은 흥미로운 일이라 생각합니다.

　꿈을 꾼다는 것은 의식에 대한 더 큰 질문, 예를 들면 의식이 있다는 것은 정확히 무슨 의미인가와 같은 질문이 됩니다. 대부분의 사람들은 이 질문에 답을 할 때 주변 세계를 경험하면서 시각, 청각, 촉각 등 감각의 신호를 받아들이고, 이러한 단서에 (감정적으로 또는 다른 방식으로) 반응할 수 있다는 것을 의미한다고 대답합니다.
그런데 꿈에 대해서도 같은 답이 적용될 수 있을까요?

> 우리 인간은 꿈이 만들어 내는 존재이고 이 짧은 인생은 잠에 싸여 있다.
> – 윌리엄 셰익스피어(William Shakespeare)

자, 생각해 봅시다. 수면의학의 창시자인 윌리엄 C. 디멘트(William C. Dement) 박사는 여러 저서에서 우리가 잘 때 뇌는 꿈의 내용을 만들어 낼 뿐만 아니라 우리의 '수면의식'이 그것을 경험한다고 말했습니다. 이 두 가지 과업을 수행하는 데 필요한 에너지의 양을 감안할 때, 꿈을 꾼다는 것이 우리의 뇌가 특별한 이유도 없이 임의적으로 하는 게 아님을 알 수 있습니다. 분명 그 이상의 것이 있을 거예요.

앞서 우리는 렘수면과 비렘수면의 차이점을 이야기해 보았어요. 렘수면의 꿈은 행동지향적이고 감정이 고조되는 반면, 비렘수면의 꿈은 평범하고 현실적이에요. 렘수면에서 일어나는 꿈은 비렘수면 꿈과는 달리 기억하기가 더 쉽습니다. 그래서 렘수면 도중에 깨어나면 꾸고 있던 것에 대해 잘 설명할 수 있어요. 초기 연구의 주요 주제였지요. 감정과 기억 형성에 관여하는 뇌 영역은 렘수면 동안 '재활성화'되고, 그렇기 때문에 꿈에는 정서적인 내용이 담겨 있고 기억의 통합이 일어납니다.

현재의 과학 및 심리학 연구는 수면에 대해 많은 것을 밝혀내고 있고, 우리가 꿈을 꾸는 이유에 대한 새롭고 흥미로운 이론의 장을 펼치고 있어요. 좀 더 흥미로운 이론으로 넘어가 봅시다.

> 꿈은 가장 미친 것처럼 보일 때 가장 심오하다.
> – 지그문트 프로이트(Sigmund Freud)

프로이트는 자신의 가장 유명한 책인 『꿈의 해석(*The Interpretation of Dreams*)』에서 우리 정신의 일부가 꿈을 통하여 밖으로 드러나려고 하며, 그 꿈은 기본적으로 소망을 이루는 방법이라고 결론 지었습니다. 프로이트는 우리가 깨어 있을 때 하고 싶었던 일을 꿈에서 한다는 가설을 세웠지만, 억제(inhibition) 기제 때문에 그렇게 되지는 않는다고 했습니다. 프로이트의 이론에 따르면 어떤 꿈이든, 아무리 혼란스럽더라도, 문자 그대로의 의미 또는 상징적인 의미에서 자신이 원하는 것을 얻기 위한 방법인 것입니다.

일부 주장에서는 꿈이란 단지 렘수면 중에 내적으로 생성된 뇌 활동의 패턴일 뿐이며, 꿈의 내용에 반드시 어떤 개인적 의미나 메시지가 담긴 것은 아니라고 합니다. 다른 말로 *활동화-합성 가설*(*activation-synthesis theory*)에서는 꿈이란 감정, 감각, 기억과 관련된 뇌의 영역에서 활성화된 회로의 우발적 부작용이라고 주장합니다. 즉 뇌가 이러한 무작위한 신호를 해석하려고 시도할 때 나타나는 결과가 꿈이라는 것입니다.

연속-활동화 이론(*continual-activation theory*)은 우리가 깨어 있든 자고 있든 상관없이 뇌는 항상 기억을 저장한다는 주장입니다. 이 이론에 따르면 우리의 기억이 단기기억에서 장기기억으로 옮겨갈

때 기억을 위한 임시 저장 공간의 역할을 한다고 합니다. 우리가 기억들을 '영구적' 파일에 저장하기 전에 꿈으로서 우리 마음속을 번쩍 스쳐 지나간다는 말이지요.

또 다른 가능성은 꿈이 중요하지 않은 정보에 기반을 두고 있다는 것으로, 이로 인해 꿈에는 기괴한 특성이 있다고 합니다. 그리하여 우리는 중요하지 않은 것들을 날마다 걸러 내고 있는 것입니다. *역학습 이론*(reverse learning theory)이라고 하는 이 이론은 꿈은 쓰레기 집하장의 메커니즘이며, 우리의 마음에서 쓸모없는 생각들을 제거하고 더 나은 생각을 위해 길을 터준다고 합니다.

한편 꿈은 기억을 통합하는 데 도움이 될 수 있습니다. 연구에 따르면 학습 후 그 내용을 꿈으로 꾸면 더 잘 기억한다고 합니다. 쥐 실험에서 쥐가 트라우마를 겪은 후 바로 잠을 자면 그것을 기억할 가능성이 높아진다는 결과가 나왔어요. 트라우마 희생자들을 돕는 한 가지 방법은 그들이 비록 지쳐 있더라도 몇 시간 동안 깨어 있게 함으로써 끔찍한 기억을 저장할 가능성을 줄이는 것입니다.

또 다른 이론은 꿈을 통해 현실에서 마주칠 수 있는 스트레스 요인에 미리 대비한다는 것입니다. 위협적인 꿈을 꾼 사람들은 이미 야간 시뮬레이션을 경험해 본 것이기 때문에 실제 위협에 직면해도 잘 대처한다는 개념이에요. 다른 설득력 있는 이론으로는 꿈이 마음의 연극 역할을 하여 그 연극을 하는 동안 우리가 문제를 해결하고, 최선의 선택을 할 수 있도록 다양한 상황을 감정적으로 연습하게 해준다는 것입니다.

마지막으로 *꿈의 현대 이론*(contemporary theory of dreaming)에서는 꿈이 뇌가 특정한 상황에서 느끼는 감정과 상징을 연결하는 방법이라고 합니다. (폭행이나 강간과 같은) 트라우마를 겪은 사람이 해변을 걷다가 해일에 휩쓸리는 꿈을 꾸었다는 보고가 있습니다. 그러므로 꿈은 우리 선조들이 오늘날보다 훨씬 더 흔하게 겪었을 생명 위협적 상황과 트라우마를 처리하도록 도와주는 진화적 대처 메커니즘이라고 할 수 있습니다.

우리가 꿈을 꾸는 방법과 이유를 임상적으로 알아낼 수 있다면 향후 이를 정신 건강에 응용할 수 있을 것예요. 치료적인 접근법으로 꿈을 활용하는 것 또한 특정한 심리적 상태를 치료하는 데 효과적일 것이라는 가설도 있습니다.

> 꿈을 꾸는 덕분에 우리 모두는 매일 밤 조용하고 안전하게 미치광이 삶을 살아볼 수 있다.
> — 윌리엄 C. 디멘트(William C. Dement)

꿈꾸는 이유에 대한 이론 이야기는 재미있지만, 디멘트 박사의 지적처럼 꿈에 대한 과학적 연구는 매우 어렵습니다. 왜냐하면 마음속에서 주관적으로 일어나는 꿈의 세계와 생각을 이해하기 위해서는 그 사람을 *깨워야* 하기 때문입니다. 꿈은 왜곡되기 마련인데, 꿈을 꾼 사람이 꿈을 얼마나 잘 기억하느냐 뿐만 아니라 얼마나 정확하게 설명할 수 있는가에 따라 꿈의 내용도 달라집니다. 그렇더라도 이 책에서 논의했던 많은 상황과 조건들처럼, 시간이 지남에 따라 꿈꾸는 것(그리고 잠)에 대해서도 더 많은 것을 알게 될 것입니다.

> 꿈은 지속되는 하나의 현실이다. 우리가 삶에 대해 더 말할 수 있을까?
> – 해브록 엘리스(Havelock Ellis), 영국 의학자이자 교사

화제를 과학에서 철학과 종교로 돌려봅시다. 기록된 역사를 통틀어 영성세계의 권위자들이 꿈에 대해 어떤 말을 했는지 살펴봅시다. 제가 이 책을 쓰게 된 동기 중 하나는 고대 문화가 잠, 특히 꿈에 대해 가지고 있었던 흥미로운 생각이었습니다. 고대 그리스와 로마에서는 꿈이 신성하다는 생각이 지배적이었어요. 이를 단지 이론적으로뿐만 아니라 현실적으로도 실현했음을 알 수 있는 대목은 다양한 꿈 신탁이 존재했고 꿈 해석 매뉴얼을 제정했던 것이에요.

구약과 신약 모두에서 꿈은 하느님과 사자(使者)들이 인간에게 말하는 수단으로서 특별히 중요시됩니다. 예를 들어 욥기에는 "꿈에서… 사람들이 깊은 잠에 빠져 자리 위에서 잠들었을 때, 사람들의 귀를 여시고, 환영으로 그들을 질겁하게 하십니다(욥기 33:16)."라고 쓰여 있습니다.

사도행전에서 사도 바울은 꿈에서 받은 영감으로 안심하고 다른 사람들에게 희망을 줄 수 있었습니다(사도행전 16:6-10). 그리고 마태복음 2장 12절에서 동방 박사는 아기 예수를 만나고 난 뒤 헤롯왕을 피하라는 지시를 받았습니다. "그들은 꿈에 헤롯에게로 돌아가지 말라 지시하심을 받아 다른 길로 고국에 돌아가니라."

유대인 족장인 아브라함, 야곱, 요셉은 하느님이 보낸 꿈에서 영감을 얻었어요. 탈무드에서는 꿈이 고뇌를 일으킬 수 있는데 꿈의 해석이 즉시 이루어지면 나아질 수 있다고 명시되어 있어요. 특히

심한 악몽을 꾼 다음 날에는 금식해야 한다고 규정했어요. 그건 꿈이 사실 어떤 경고일 수 있으니, 금식하고 회개함으로써 경고받고 있는 문제를 반성해야 한다는 의미였습니다.

이슬람교도들은 코란을 서기 7세기에 알라의 천사 가브리엘을 통해 예언자 마호메트에게 전해진 내용의 기록이라고 봅니다(코란 17장 106절). 그들은 잠을 알라의 위대함을 나타내는 상징으로 여기며, 꿈에는 초자연적인 의식이 들어 있다고 믿습니다. 마호메트는 "좋은 꿈은 알라로부터 오고 나쁜 꿈은 사탄으로부터 온다(사히 알-부카리 3118)."라고 말했다고 해요.

13세기 이슬람 학자인 알-쿠르투비(Al-Qurtubi)는 꿈이란 잠자는 동안 영혼이 몸에서 떨어져 나가면서 보이는 환영이라고 생각했어요. 악몽이란 영혼이 다시 몸으로 돌아와 '단단한 뿌리를 내리기' 시작하기 전에 일어나는 것이고요. 고대 이슬람교도들은 밤의 마지막 3분의 1에서 일어나는 꿈이 다른 꿈보다 더 많은 진실을 담고 있다고 믿었어요. 이것은 밤의 마지막 3분의 1에서 렘수면(즉 꿈수면)이 더 많이 일어난다는 현대 지식과 일치합니다.

고대 이집트에는 꿈을 해석하는 해몽가가 있었어요. 꿈의 해석에서는 꿈속 예언이 반드시 일어날 것이라는 것을 의미하는 것이 아니라, 주술, 기도, 화학 혼합물과 같은 적절한 조치를 취하지 않으면 꿈의 내용이 실현될 수도 있다는 의미였습니다. 고대 이집트에서 가장 유명한 예언적 꿈은 투트모세 4세의 꿈으로, 기원전 14세기 초에 신이 자신에게 말을 걸어 스핑크스를 되찾으라고, 그렇게 하면 왕권을 주겠다는 꿈을 꾸었다고 해요. 이 꿈의 내용은 스핑크스의 발 사이에 있는 석비(石碑)에 기록되어 있고, 후에 그는 정말로 파라오가 되었어요.

고대 이집트어로 '꿈(rswt)'은 문자 그대로 '깨어나다'라는 의미입니다. 일부 전문가들에 따르면 고대 이집트인들은 잠을 자는 동안에도 진실, 해결책 또는 조언을 향한 눈은 뜨고 있다고 믿었다고 합니다. 고대 이집트인들, 특히 고등 교육에 관여했던 사람들은 꿈보다 깊은 의식 상태에 정통했다고 해요. '신비학파'라는 단체에 속한 '비밀의 마스터들'은 자각몽이라고 하는 기이한 현상의 전문가였어요. 자각몽은 꿈을 꾸는 사람이 자신이 꿈을 꾸고 있다는 것을 알고 꿈의 내용도 어느 정도 통제하는 꿈의 한 형태입니다.

중국의 철학자 장자(기원전 300년)는 "모든 것이 하나이다. 잠자는 동안 영혼은 산만하지 않고 하나로 모아진다."라고 말했습니다. 고대 중국에서 꿈은 죽은 자의 유령이 속죄를 위해 제물을 바치려고 만들어 내는 것이며, 혹은 조상의 영혼이 꿈을 통해서 살아 있는 사람들의 행동에 영향을 주는 것이라고 믿었어요. 왕족과 일반 백성 모두 꿈에는 종교적인 의미가 담겨 있어서 일상생활의 안내자 역할을 한다고 생각했어요. 조상을 기리는 데 중점을 두었기 때문에 조상이 등장한 꿈은 종교적인 신념과 관행에서 볼 때 더욱 중요한 것으로 간주되었어요.

고대 중국인들은 꿈을 인생의 신비를 이해하기 위한 영적 통로로 보았습니다. 예를 들어 장자의 『내편(內篇)』에는 유명한 구절이 있습니다. "하루는 장자가 자신이 한 마리 나비가 되어 행복하고 근심걱정 없이 자유롭게 날아다니는 꿈을 꾸었다. 그러다 문득 잠에서 깨어나 보니, 의심할 여지없이 자신은 나비가 아니라 장자라는 것을 깨닫고 이상한 생각이 들었다. 도대체 장자가 나비 꿈을 꾸는 것인지 장자를 꿈꾸는 나비가 있는지 누가 알겠는가? 장자와 나비, 엄연히 다를진대 마치 하나인 것처럼 느껴지는 것, 이것을 물아일체(物我一體)라고 한다."

　이 문화를 통해 도교의 철학적 전통이 확립되었습니다. 이 철학의 한 가지 중요한 점은 음과 양의 개념으로, 흑백 요소가 들어 있는 유명한 원이 그 상징입니다. 음은 검정색 반쪽에 흰색 점이 있고, 양은 흰색 반쪽에 검정색 점이 있습니다. 이들 사이의 관계는 햇빛과 산의 관점에서 표현되는데, 음은 어둡고 산으로 그늘진 지역을 나타내고 양은 산골짜기의 밝게 빛나는 지역을 나타냅니다.

　이 음과 양의 철학은 잠과 깨어남, 건강과 질병, 그리고 인간 본성의 다른 많은 상호 작용과 강한 연관성이 있어요. 어느 하나는 다른 하나가 없이 존재할 수 없다는 것이 기본 개념입니다. 수면과 각성이 작동하는 과정 역시 이 개념과 일맥상통한다고 보아 미국수면의학회는 휘장에 음과 양의 기호를 넣었습니다.

　소크라테스의 가르침은 플라톤의 저술을 통해 꿈을 이해하는 것에 많은 생각거리를 주었어요. 예를 들어 플라톤의 대화록인 『크리톤(Crito)』에 나오는 소크라테스 인용문은 다음과 같아요. "우리 머릿속을 스쳐지나가는 모든 것을 꿈꾸거나 아니면 깨어 있는 상태로 서로에게 이야기하면서, 지금 이 순간 우리가 잠든 상태인지 깬 상태인지 묻는다면, 우리는 어떤 증거를 댈 수 있겠습니까?" 의식이 *무엇인지*에 대한 우리의 질문을 기억하나요? 소크라테스는 현실과 꿈을 어떻게 구분할 수 있는지에 대해 우리에게 질문을 던지고 있습니다. 분명 사고를 자극하긴 하지만 철학 서적의 몫으로 남겨두는 것이 낫겠네요.

소크라테스에 대한 또 다른 흥미로운 이야기는 그가 사형 집행을 기다리는 동안 평생 되풀이되었던 꿈에 대해 이야기한 것입니다. 이 꿈들이 그가 예술, 특히 철학을 추구하는 계기가 되었다고 합니다. 소크라테스는 사형을 피하려는 대신, 감옥에 남아 이솝 우화를 운문으로 번역하며 남은 날을 보냈어요. 그는 꿈이 일러준 자신의 운명을 거역하기보다는 차라리 목숨을 희생하는 것이 낫다는 이유를 들었어요. 본질적으로 그는 '떠나기' 전에 '의식의 깨끗함'을 원했던 거예요. 참 대단한 일이지요.

소크라테스의 제자인 플라톤은 꿈이 신성한 근원과 더불어 잔혹한 근원을 가졌다고 생각했어요. 그의 유명한 저서인 『국가론』에는 이러한 생각을 엿볼 수 있는 다음과 같은 구절이 나옵니다. "우리 모두에게는, 심지어 매우 존경받는 사람일지라도 무법적인 야수의 본성이 있다. 이 본성은 우리가 잠자는 동안 밖을 응시하고 있다." 플라톤에 따르면 본질적으로 꿈은 깨어 있는 동안 억압되어 있던 인간의 잔혹한 욕망을 표출하는 시간입니다.

그리고 물론 플라톤의 제자 아리스토텔레스를 잊어서는 안 되겠지요. 아리스토텔레스는 "자연은 헛된 일을 하지 않는다."라고 말하면서도, 꿈이 어떤 목적이나 기능을 지니지 않으며 신성한 힘도 갖지 않는다고 주장했어요. 꿈은 "혈류를 따라 이동하면서 마음속의 인식을 활성화시키는 지속적인 감각의 결과"라고 설명했어요. 아리스토텔레스는 꿈에 근거하여 미래 사건을 예언하는 것은 우연의 일치이지만, 꿈이 의학적 질병의 초기 징후일 수도 있기 때문에 어떤 면에서는 미래를 예견하는 역할을 하는 것이라고 인정했어요.

세계 여러 나라들과 종교적 전통은 언제나 매혹적인 주제인 꿈에 대한 다양한 이야깃거리를 가지고 있습니다. 다음은 그 예입니다.

- 일부 아프리카 전통에서는 꿈을 통해 조상 및 다른 영적 존재들과 치유적 만남을 갖는다고 믿습니다. 또한 질병의 치료뿐만 아니라 통찰을 얻는 데에도 꿈을 이용합니다.
- 미국 원주민들은 꿈을 매우 중요시하여 일상 문화에서 큰 영향을 주었어요. 예를 들어 사냥 도구를 디자인할 때에도 꿈에서 영감을 얻었고 단체 의식의 세부사항을 결정할 때에도 꿈을 반영했어요. '비전 퀘스트(Vision Quest)'는 특별한 유형의 꿈으로 전통의례 수단에 활용되었고, 영감을 얻는 원천이었어요. 고대 중국인과 마찬가지로, 미국 원주민들은 소위 자유 영혼과 육체 영혼이라는 두 영혼의 존재를 믿었습니다. 자유 영혼은 꿈에서처럼 몸이 수동적인 상태일 때 활동하는 반면, 육체 영혼은 다른 장기에 묶여 있다고 생각했어요.
- 호주 전통에서 원주민들은 꿈을 우주에서 나오는 창조의 힘으로 보았습니다. 그들은 전례를 통해, 또는 환상이나 꿈 자체를 통해 '꿈의 시간'으로 가는 모험을 했습니다. 그리고 꿈을 꿀 때는 신화적인 힘이 함께하고 있다고 느꼈습니다.

마지막으로 꿈이 불교와 힌두교에 끼친 영향을 알아봅시다. 두 가지 모두에서 꿈은 신들과 상호 작용하고 미래의 사건을 예견할 수 있는 방법이었습니다. 이 문화/종교에서 가장 유명한 꿈은 석가모니의 생모였던 마야(Māyā) 왕비에 대한 이야기입니다. 석가모니는 나중에 불교의 기초를 닦게 된 현자입니다. 전설에 따르면, 보름달이

뜬 밤에 왕비는 자신이 네 개의 데바(deva, 영혼의 또 다른 이름)에 의해 끌려가고 흰 코끼리가 방문하는 꿈을 꾸었다고 합니다. 코로 흰 연꽃을 들고 있던 코끼리는 왕비의 오른쪽 옆구리를 통해 자궁으로 들어갔어요. 코끼리는 인도에서 위대함을 상징하므로 왕비는 자신이 중요한 메시지를 받았다는 것을 깨달았어요. 잠에서 깬 후 왕비는 남편에게 꿈을 말했고, 남편은 그 꿈을 브라만 승려들에게 해석하게 했어요. 승려들은 자식이 없던 왕비가 아들을 낳을 것이며, 그 아들은 위대한 통치자가 되거나, 출가한다면 부처가 될 것이라고 예언했습니다. 지금 우리가 알고 있듯이, 후자대로 이루어졌지요.

마지막으로 시간대를 옮겨, 현재 영적 권위자들이 수면에 대해 어떤 말을 하고 있는지 살펴보면서 이 장을 마치겠습니다.『지금 이 순간을 살아라』(1999),『삶으로 다시 떠오르기』(2005)의 저자인 에크하르트 톨레(Eckhart Tolle)는 그의 저서에서 수면에 초점을 두었습니다. 예를 들어『지금 이 순간을 살아라』에서는 우리가 잠을 잘 때, 특히 깊은 잠을 잘 때, 우리의 영혼이 '근원'과 하나가 되고, 이를 통해 우리는 '현실' 세계에서 생명의 에너지와 활력을 얻는다고 주장합니다. 우리가 2장에서 이야기한 대로, 톨레가 언급하고 있는 깊은 수면은 사실 다음 날 회복과 에너지를 위해 필요한 N3(델타파) 수면입니다.

톨레와 동시대 작가이며 2015년 애석하게도 세상을 떠난 웨인 다이어(Wayne Dyer) 박사는『행복한 이기주의자』와 *I Can See Cleary Now*(미출간 책-역자) 등 많은 깨달음의 책을 저술한 존경받는 작가였습니다. 수면의 영적인 측면에 대한 그의 견해는 자신의 블로그에 아름답게 표현되어 있어요.

나는 나의 무의식에 영향력을 행세하기로 결정했다. 그것은 내가 궁극적으로 도달하고자 하는 신의 마음, 즉 하나의 마음으로 가지런히 모아지는 신성한 창조주와 같은 나의 신념이다. … 자기 직전 나의 생각이 나의 잠을 지배할 것이다. 나는 평화롭고, 만족하고, 사랑하며, 이렇게 글을 쓰고 있다. 나는 우주의 힘을 지배하고 있으며, 나 자신을 내가 생각하는 가장 높은 이상과 일치시킨다. 이것은 나의 자아가 재생하려고 했던 어떤 두려움이나 불쾌함을 거부하기 위해 매일 밤 치르는 의식이다. 앞서 서술한 *나 자신*의 상태가 충족되면, 무의식이 반기는 꿈을 초청하며 잠자리에 든다. 자는 동안 내 자신이 프로그래밍 된다는 것을 알고 있다. 다음 날에는 다시 자유의 몸으로 일어난다.

다이어는 우리에게 훌륭한 메시지를 남겼습니다. 잠자기 전에 긍정적으로 생각하는 것이 나쁜 일을 재생하는 것보다 훨씬 더 유익하다는 것이에요.
마지막으로 한 가지 강조하고 싶은 것은 꿈이 우리 현실에서 매혹적인 부분이라는 것입니다. 우리가 아직도 꿈에 대해 많이 알지 못한다는 것은 꿈의 이해와 해석이라는 인류의 위대한 마지막 미개척지가 남아 있다는 뜻입니다.

| 맺는 글 |

  우리가 왜 잠을 자고 잠을 잘 때 무슨 일이 일어나는지에 대한 상념은 인류 초기부터 늘 우리의 호기심을 자아냈습니다. 이 책의 시작 부분에서 언급했듯이, 성서 시대부터 현재까지 소크라테스, 플라톤, 아리스토텔레스에 이르는 철학자들은 흥미로우면서도 수수께끼 같은 이 주제에 다양한 이론과 아이디어를 제시했습니다.

  수면장애를 전문으로 치료하는 신경과 의사로서 저는 각종 수면장애를 가진 환자들을 만납니다. 제가 교육을 받고 임상 실습을 하는 동안 제 환자들은 항상 최고의 선생님이었습니다. 환자들로부터 또 제 분야의 거장들로부터 배운 모든 것을 이 책을 통해 여러분과 공유하고 싶었습니다. 제 목표는 독자인 여러분이 인생의 3분의 1을 보낼 수면을 더 잘 이해하도록 돕는 것입니다.

  수면결핍이 인지력, 기분, 민첩성, 전반적인 건강에 미치는 영향을 이해하면 수면이 얼마나 중요한지 알 수 있습니다. 에너지의 보존, 뇌와 신경계의 재생, 신체의 건강이라는 수면의 기능을 설명하기 위해 많은 이론들이 제시되었는데, 어느 하나만으로는 충분하지 않은 것으로 보입니다. 사람들은 여러 세대에 걸쳐 이 주제에 매료되어 왔으며, 시간이 흐를수록 잠을 자는 이유와 잠을 잘 때 우리의 뇌, 신체, 그리고 마음에 무슨 일이 일어나는지에 대한 이해는 높아지고 있습니다.

이 책은 의학 교재가 아닙니다. 주요 수면장애에 대한 임상 조언을 제공하기는 하지만, 제가 여러 곳에서 언급했듯이, 각자의 건강 상태와 수면문제는 담당 의사와 상의하는 것이 제일 중요합니다.

제가 정말로 바라는 것은 이 책으로 인해 수면의 중요성에 대한 관심이 높아지는 것입니다. 또한 수면에 대해 우리가 알고 있는 것과 아직 밝혀내지 못한 것에서 더 흥미로운 점이 드러나길 바랍니다.

만약 여러분이 수면장애를 앓고 있거나 그런 사람을 알고 있다면, 이 책을 읽고 숙면의 중요성을 인식하여 곧바로 수면장애 치료에 들어가시길 바랍니다. 제가 이 책을 쓰면서 느낀 즐거움과 흥미가 이 책을 읽는 여러분에게 고스란히 전해지기를 간절히 소망합니다.

감사의 글

다니엘 A. 배론, 의학박사

먼저 모든 것을 가능케 하신 하나님께 감사드립니다.

저에게 무조건적인 사랑과 지지를 보내 주시는 부모님, 늘 저를 믿어 주시고, 두려워 말고 꿈을 이루라고 항상 격려해 주셔서 감사합니다.

가장 큰 동기부여자이면서 후원자이고 언제나 제 안의 최고의 것을 알아봐 주는 로라(Laura)에게 감사합니다.

이번 여정에서 많은 사람들이 아낌없는 도움과 가르침을 주었습니다. 존슨(PJ Johnson)이 저와 작가 친구 래리 아머(Larry Armour)를 만나게 해 주어 책을 진행시킬 수 있었어요. 래리 아머, 당신의 열정과 인내와 전문성 덕분에 책을 쓰겠다는 나의 꿈이 현실로 이루어졌어요.

조앤 파커(Joan Parker), 우리 팀을 믿고 우리가 출판할 수 있도록 부지런히 노력해 준 것에 감사드립니다. 저희에게 기회를 주신 수잔 스타작-실바(Suzanne Staszak-Silva)와 로만 앤드 리틀필드 출판그룹(Romman & Littlefield Publishing Group)에 감사드립니다.

제 멘토들에게도 감사드립니다. 애나 크리거(Ana Krieger), 아브람 골드(Avram Gold), 모하마드 아민(Mohammad Amin), 캐서린 키어(Catherine Kier), 레베카 스피겔(Rebecca Spiegel), 알버트 파바트(Albert Favate), 폴 멀린(Paul Mullin), 제이 맨치니(Jay Mancini), 클로드 마칼루소(Claude Macaluso), 조셉 모레이라(Joseph Moreira), 어빙 피시(Irving Fish), 앤소니 게라시(Anthony Geraci), 앤 클라이먼(Anne Kleiman), 매튜 에벤(Matthew Ebben), 그리고 하워드 샌더(Howard Sander), 제 자신을 향상시키고 그 과정에서 저를 믿도록 도와주셨습니다.

이 책을 위해 인터뷰를 자원해 주신 분들이 있습니다. 여러분의 시간과 노력과 열정에 깊은 감사를 표합니다. 여러분들이 없었다면 해낼 수 없었을 겁니다. 그리고 저의 모든 환자들에게 감사드립니다. 의사로서 저는 여러분이 항상 저의 훌륭한 선생님이라고 생각합니다.

웨일 코넬 의과 대학교, 뉴욕-프레스비테리안 병원, 웨일 코넬 수면의학센터, 그리고 환자들에게 훌륭한 의료서비스를 제공하는 모든 동료와 직원들에게 감사를 전하고 싶습니다.

멋진 동료 존 림머(John Rimmer) 박사님, 저희 프로젝트에 깊은 통찰력과 고견을 더해주었습니다. 니콜라스 자폰테(Nicholas Zafonte), 평생의 우정을 나누고 이 책에 기여한 공로가 큽니다. 무하마드 미르자(Muhammad Mirza) 박사님, 우정을 나누어 주시고 원고를 검토해 주셨지요. 크리스토퍼 카나발(Christopher Carnaval), 충직한 친구이자 계약에 관한 전문 지식을 나누어 주었어요. 모두 감사드립니다.

끝으로 무엇보다 소중한 친구들과 사랑하는 이들에게 진심으로 감사를 전하며, 특별히 언급하고 싶은 분들입니다. 다나 해리스(Dana Harris), 조셉 스퀴티에리(Joseph Squitieri) 박사, 마이클 로다토(Michael Lodato) 박사, 조나단 블룸(Jonathan Bloom), 에릭 벨라니치(Eric Belanich), 피터 젠고타(Peter Zengota), 필립 테스타(Phillip Testa), 로버트 레나드(Robert Rennard), 페르디난트 찬(Ferdinand Chan), 카베 카샤니(Kaveh Kashani) 박사, 히에 타니(Hiettani) 박사, 캐롤라인 제엘란(Caroline Geelan) 박사, 시안카 팔릴(Zianka Fallil) 박사, 파타네 미누토(Patane and Minuto), 벤자민 디커슨(Benjamin Dickerson), 매튜 매카시(Matthew McCarthy), 재러드 셸라웨이(Jared Shellaway), 마이클 던너바인(Michael Dunnirvine), 매튜 카벨(Matthew Kabel), 브렌던 버크(Brendan Burke). 보내주신 성원에 마음 속 깊이 진심으로 감사드립니다.

> 두려움이 아닌 희망과 꿈을 찾으세요. 좌절감이 아니라 아직 이루지 못한 잠재력에 대해 생각하세요. 시도해서 실패했던 것이 아니라 당신이 여전히 할 수 있는 것에 관심을 기울이세요.
> ―교황 요한 23세, 1881년 11월 25일~1963년 6월 3일

로렌스 A. 아머

중복되는 말은 삼가고, 배론 박사의 명단에 있는 모든 사람들에게 감사를 표하고 싶습니다. 여러분 모두의 도움과 지원으로 이 책이

탄생하였습니다. 특히 카렌 윌더(Karen Wilder)에게 특별한 감사를 표하고 싶습니다. 카렌은 이 책의 여러 장에 나오는 인터뷰를 옮기는 데 엄청난 시간을 들였습니다. 힘든 상황 속에서도 훌륭한 일을 해 주어 대단히 감사하게 생각합니다.

모든 과정을 지켜봐 주고 배론 박사와 제게 아낌없는 지원과 격려를 보내준 아내 뱁스(Babs)에게 감사를 드립니다. 처남 다니엘 켈러(Daniel Keller) 박사에게도 감사를 전합니다. 유용한 조언을 많이 해 주며 원고를 검토하고, 우리의 성실한 직원 조안 파커(Joan Parker)와 연결고리가 되어 주었습니다. 그리고 다니엘 배론 박사에게 감사드립니다. 수면에 대해 놀라운 지식과 통찰력을 보여주었는데, 제가 편집할 때 역시 놀라운 인내심을 보여주었답니다.

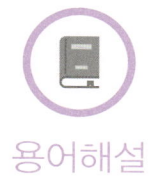

용어해설

가바펜틴(Gabapentin, 뉴론틴(Neurontin)): 뇌와 중추 신경계에서 작용하여 '느리게 하는' 약물. 두통, 통증, 심지어 뇌전증에도 사용할 수 있다. 수면 영역에서는 불면증과 RLS/PLMS에 사용된다. 프레가발린(Pregabalin, 리리카(Lyrica))과 밀접한 관련이 있다.

각성제(Stimulant medications): 과도한 주간졸음을 치료하는 데 사용되는 약물. 비 암페타민 각성제로는 프로비질(Provigil, 모다피닐(modafinil)) 또는 누비질(Nuvigil, 아모다피닐(armodafinil)), 리탈린(Ritalin/콘서타(Concerta, 메틸페니데이트(methylphenidate)), 포칼린(Focalin, 덱스메틸페니데이트(dexmethylphenidate))이 있다. 암페타민 각성제로는 애드럴(Adderall, 암페타민(amphetamine/덱스트로암페타민(dextroamphetamine))과 바이반스(Vyvanse, 리스덱삼페타민(lisdexamfetamine))가 있다.

감마–아미노부티르산(Gamma-aminobutyric acid: GABA): '속도를 늦추는' 신경계에 의해 만들어진 분자. GABA 수용체는 뇌와 신체 곳곳에 위치하며, 자극을 받으면 수면과 이완이 일어난다. 수면

문제를 치료하는 데 사용되는 많은 약들은 GABA시스템에서 작동하며, 잠이 들고 잠든 상태를 유지하고, 하지불안증후군과 주기성 사지운동장애와 같은 특정 수면질환을 치료하는 과정에 도움이 될 수 있다. 가바펜틴, 프레가발린, 졸피뎀 같은 약물 그리고 발레리안과 술 같은 물질은 모두 GABA시스템에 영향을 미친다.

감마-히드록시부티르산(Gamma-hydroxybutyrate, GHB): 기면증에 사용되고 뇌가 아주 깊은 잠에 빠지게 하는 약물. 두 번의 깊은 수면주기를 만들기 위해 자기 전에 한 번, 한밤중에 한 번, 두 차례 액체 형태로 복용한다. 남용 가능성이 있어(데이트 강간 약과 같음) 미국의 한 중앙 약국에서만 유통된다. 자이렘으로도 알려져 있다.

교대근무 장애(Shift work disorder): 교대근무 또는 야간근무를 하는 사람들에게 영향을 미치는 질환. 깨어 있어야 할 때는 과도한 졸음이 오고, 수면이 필요할 때는 불면이 온다.

글림프 시스템(Gymphatic system): 뇌의 폐기물 제거 시스템. 깊은 수면 중에 더 활동적이고 효과적이며, 건강한 수면이 중요한 이유 중 하나이다. 숙면 중에 폐기물을 효과적으로 제거하지 않으면, 시간이 흐르면서 폐기물이 쌓여 알츠하이머병과 같은 치명적인 질환이 생길 수 있다.

급속 안구 운동 수면(렘수면, Rapid eye movement sleep, REM sleep): 몸은 마비 상태이고 눈은 빠르게 움직이는(여기에서 이름이 유래) 수면 형태. '꿈수면'이라고도 한다. 정상적인 잠을 자는 동안, 20~25%의 시간을 렘 구간에서 보내고, 밤 사이에 4~5개의 구간을 지나게 된다.

기면증(Narcolepsy): 뇌에서 생성되는 호르몬(하이포크레틴, 오렉신)의 부족으로 낮에 과도한 졸음이 오는 다소 희귀한 질환. 탈력발작(웃음이나 분노의 상황에서 근육 조절 기능 상실), 수면마비, 입면시/각성시 환각과 같은 증상이 포함된다.

도파민(Dopamine): 중추 신경계에서 생성되어 뇌와 신체의 여러 기능에 쓰이는 분자. 고전적으로 특정 행동이 수행되거나 특정 물질이 섭취되었을 때 즐거움을 주는 '보상'시스템의 일부이다. 중독에 중요한 역할을 하고 수면과 각성에도 중요한 역할을 한다. 도파민 수용체의 기능을 향상시키는 약물은 파킨슨병과 하지불안증후군/주기성 사지운동장애 모두에 사용된다.

렘수면 행동장애(REM behavior disorder: RBD): 렘수면에서 일반적으로 발생하는 근육 마비가 더 이상 일어나지 않는 상태. 환자는 꿈을 행동으로 표현하여 자신이나 다른 사람들을 해칠 수 있다.

멜라토닌(Melatonin): 체내 시계를 조절하는 송과선에서 생성되는 호르몬. 해가 지면 정상적으로 분비되지만 '블루라이트'가 켜진 기기가 이를 방해할 수 있다. 불면증과 다른 수면장애를 완화하기 위해 알약이나 액체 형태로 복용할 수 있다.

목젖(Uvula): 목구멍 뒤쪽에 매달려 '샌드백'처럼 보이는 조직. 특정 소리를 내는 데 주로 사용되지만 인체에 필수적으로 필요하지는 않다. 목젖이 빠르게 진동하면 코골이가 생기고 외과적으로 제거하면 코골이가 좋아질 수 있다. 목젖 입천장 인두 성형술로 알려진 시술로 제거하기도 한다.

목젖 입천장 인두 성형술(Uvulopalatopharyngoplasty: UPPP): 목구멍

뒤쪽에서 목젖과 연구개 일부를 제거하는 수술. 폐쇄성 수면무호흡증의 치료법으로 간주되지만, 코골이가 개선된다.

벤조디아제핀계 약물(Benzodiazepine medications, '벤조스'라고도 함): 뇌의 벤조디아제핀 수용체를 표적으로 하는 약물 종류. 수면유도, 항불안, 근육이완이 나타난다. 자낙스(Xanax, 알프라졸람(alprazolam)), 클로노핀(Klonopin, 클로나제팜(clonazepam)), 아티반(Ativan, 로라제팜(lorazepam)), 할시온(Halcion, 트라이졸람 triazolam)), 바리움(Valium, 디아제팜(diazepam))이 있다.

변동형 양압기(Variable positive airway pressure: VPAP, ASV라고도 함): 기도를 열어 두기 위해 여러 단계의 가압 공기를 사용하는 의료 기기(지속형 양압기처럼). 또한 폐가 산소를 흡수하고 이산화탄소를 배출할 수 있는 능력을 개선하고(이중형 양압기처럼), 중추성 수면무호흡증 환자에게는 기본적으로 '호흡'하게 하는 데 사용한다. 폐쇄성 수면무호흡증, 저환기증 또는 저산소증, 중추성 수면무호흡증 치료에 사용한다.

불면증 인지행동요법(Cognitive behavioral therapy for insomnia: CBT-I): 수면위생을 개선하고 수면구동(sleep drive)을 증가시키기 위한 종합 치료법. 수면을 둘러싼 행동을 조절하기 위해 고안된 자극조절요법과 수면제한요법이 있다.

블루라이트(Blue light): 뇌의 멜라토닌 생산을 중단시킬 수 있는 특정 범위(약 440나노미터)의 빛. 스마트 폰, 컴퓨터, 텔레비전 및 일부 전자책 단말기 등 발광화면을 장착한 많은 전자 기기들이 블루라이트를 발산한다. 수면위생과 불면증에 중요한 요인이다.

비렘수면(Non-rapid eye movement sleep: NREM sleep): 급속 안구

운동이 일어나는 렘수면과는 다른 형태의 수면으로 근육의 마비가 없고, 꿈은 꿀 수 있지만 훨씬 덜 감정적이고 행동이 적다. 수면 시간의 대부분은 비렘수면에서 보내게 된다. N1(가장 가벼운), N2(기준선), N3(매우 깊은)의 세 단계가 있다.

비벤조디아제핀계 약물(Non-benzodiazepine medications, '비벤조스' 또는 'Z'약물이라고도 함): 벤조 약물과 유사한 효과를 갖는 약물, 특히 수면 유도 효과가 유사하지만 항불안 및 근육이완의 효과는 없다. 예를 들면 졸피뎀(앰비엔), 에스조피클론(루네스타), 소나타(잘레플론)가 있다.

사건수면(Parasomnia): 수면이 시작되거나 밤중에 발생하는 비정상적인 움직임이나 감각. 몽유병은 비정상적인 움직임의 좋은 예이며, 입면시 또는 각성시 환각은 비정상적인 감각의 좋은 예이다.

상기도(Upper airway): 코, 입, 혀 및 편도, 목젖과 같은 연조직. 이러한 조직은 코를 골 때 진동하며 폐쇄성 수면무호흡증의 경우 장애물이 된다.

상기도 저항 증후군(Upper airway resistance syndrome: UARS): 폐쇄성 수면무호흡증처럼 막히지는 않고 '좁아진' 기도의 형태. 증상이 폐쇄성 수면무호흡증과 다를 수 있고 피로와 기타 문제가 생길 수 있지만, 치료법은 OSA와 동일하다.

설하신경(Hypoglossal nerve): 혀 근육을 조절하는 신경.

설하신경자극술(Hypoglossal nerve stimulation): 전기자극기를 가슴에 이식하여 피하 신경에 연결하는 수술. 전기자극기가 활성화되면 신경이 혀 근육을 경직되게 만들어 폐쇄성 수면무호흡증에서처럼 혀가 목 뒤로 떨어질 가능성을 줄여준다.

송과선(Pineal gland): 한때 '영혼의 좌석'이라고 생각된 뇌의 한 영역. 뇌의 중앙에 위치하고 시교차 상핵에 의해 활성화되면 멜라토닌을 생성한다.

수면구동(Sleep drive): 뇌의 수면 '온도조절장치'로부터 오는 신호. 정상적인 상황에서 16시간 동안 깨어 있었다면, 수면 온도조절장치가 피곤하니 잠을 자야 한다고 말할 것이다. 이를 수면구동이라고 한다. 일부 인지 행동 치료법은 수면구동을 높여 수면을 더 수월하게 만들어 주어 효과적이다.

수면놀람증(Sleep starts): 자는 도중 갑작스럽고 짧고 강한 수축현상이 발생하는 양성 질환. 비명이나 떨어지거나 넘어지는 느낌이 동반될 수 있다. 수면놀람증은 과도한 카페인, 높은 스트레스, 활발한 운동, 수면 질 저하, 또는 수면결핍일 경우에 더 자주 일어난다. 수면경련(hypnic jerks)으로도 알려져 있다.

수면다원검사(Polysomnography): 환자의 수면방법에 대한 객관적인 정보를 얻기 위해 두피를 포함한 신체의 여러 부위에 전극, 와이어 및 벨트를 부착하는 야간 수면검사. 폐쇄성 수면무호흡증, 주기성 사지운동장애, 사건수면 및 여러 다른 질환의 진단을 위한 기초이다.

수면마비(Sleep paralysis): 잠이 들거나 깨어날 때 물리적으로 움직일 수 없는 기이한 현상. 환각과 함께 일어날 수 있다. 대부분 아주 드물게 수면마비를 경험하는 데 주로 양성이다. 만약 더 자주 발생하면 특정 수면장애, 특히 기면증의 징후일 수 있다.

수면위생(Sleep hygiene): 올바르게 수행하면 건강한 수면에 도움이 되는 일련의 습관. 수면위생이 좋지 않으면 수면능력이 저해된다. 수면위생 증진은 만성 불면증의 치료에 필수적이다.

수면잠복기반복검사(Multiple sleep latency test: MSLT): 졸음 수준을 진단하는 낮잠 테스트. 기면증과 특발성 과다수면증 진단에 유용하다.

수면제(Hypnotic): 수면유도 약물 및 물질.

수면주기(Sleep cycles): 정상적인 밤의 수면 동안 뇌가 다양한 단계를 거쳐 렘수면 구간으로 끝나는 주기. 한 주기는 약 90분간 지속되며 정상적인 수면시간 동안 4~5차례의 주기가 발생한다.

수보렉산트(Suvorexant, 벨솜라(Belsomra)): 뇌의 각성 신호를 차단하여 작동하는 새로운 불면증 치료제(다른 수면제가 수면 신호를 향상시키는 것과는 반대).

시교차 상핵(Suprachiasmatic nucleus: SCN): 시신경이 교차하는 곳 바로 윗부분에 위치한 뇌의 영역. 해가 질 때 시교차 상핵은 송과선을 활성화시켜 멜라토닌을 생성한다.

시상하부(Hypothalamus): 뇌에 위치하여 우리가 의식하지 않는 많은 것들을 통제하는 조직. 배고픔, 체온, 수면과 각성은 시상하부에서 만들어진 호르몬에 의해 조절된다.

시차(Jet lag): 여러 시간대를 이동할 때 발생하는 양성 질환. 한낮에 졸리고, 한밤중에 깨어 있게 된다. 다른 증상으로는 배탈이나 두통이 있을 수 있다.

양압기(Positive airway pressure: PAP): 가압 공기를 생성하는 장치를 사용하여 마스크를 코나 입에 착용하여 기도를 열어두는 의료 기기(기도 부목과 같다). 지속형 양압기(CPAP), 이중형 양압기(BPAP, 브랜드 이름 BiPAP), 변동형 양압기(VPAP, ASV라고도 함), 자동형 양압기(APAP)가 있다. 모든 양압기는 6피트 길이의 튜브, 비강 베개 인터페이스, 비강 마스크 또는 전면 마스크가 있는 작은 기계 형태이다.

연구개(Soft palate): 단단한 입천장 뒤에 위치한 부드럽고 유연한 부분. 목젖과 함께 진동할 때 코골이를 일으킬 수 있다. 목젖 입천장 인두 성형술이라 부르는 수술에서 코골이(때로는 폐쇄성 수면무호흡증)를 약화시키기 위해 깎아낼 수 있다.

이중형 양압기(Bi-level positive airway pressure: BPAP, 상표명 BiPAP이라고도 함): 두 가지 단계의 가압 공기('높은' 압력 및 '낮은' 압력 설정)를 사용하여 기도를 열어 두고(지속형 양압기와 같이), 폐가 산소를 흡수하고 이산화탄소를 배출하는 능력을 향상시키는 의료 기기. 폐쇄성 수면무호흡증, 저환기증 또는 저산소증에 사용할 수 있다.

일주기리듬(Circadian rhythm): 매일의 수면과 깨어남의 순환. 본질적으로 신체의 체내 시계와 같다. 빛과 어둠에 반응하는 뇌의 특별한 영역인 시교차 상핵에 의해 제어된다.

입면시/각성시 환각(Hypnagogic/hypnopompic hallucinations): 잠이 들거나(입면시), 깨어날 때(각성시) 발생하는 청각적 또는 시각적 환각.

자동형 양압기(Auto-adjusting positive airway pressure, APAP): 가압된 공기의 다양한 흐름을 사용하여 기도를 열어 두는 의료 기기. 폐쇄성 수면무호흡증 치료에 사용된다.

저산소증(Hypoxemia): 폐의 효율성 부족 결과로 생긴 혈액 내 산소 부족 현상. 만성 폐쇄성 폐 질환(chronic obstructive pulmonary disease: COPD), 심한 천식, 병적 비만, 신경 질환, 수면무호흡증(폐쇄성과 중추성 모두), 매우 높은 고도가 원인이다. 치료법은 보조 산소 사용(COPD와 마찬가지로), 체중 감량(비만치료수술 포함), 지속형 양압기(CPAP), 이중형 양압기(BPAP 또는 상표명 BiPAP), 변동형 양압기(VPAP, ASV로도 알려짐)가 있다.

저환기증(Hypoventilation): 폐가 혈액 내의 이산화탄소를 제거할 수 없을 때 발생하는 상태(호흡 억제라고도 함). 원인으로는 신경 질환(루게릭병과 같은), 특정 약물 또는 불법 약물(아편이나 벤조디아제핀 약물 과다복용 시), 비만(비만-저환기증으로 알려진 질환)이 있다. 이중형 양압기(BPAP, 상표명 BiPAP이라고도 함)로 치료한다.

전진성 수면위상증후군(Advanced sleep phase disorder): 체내 시계가 너무 앞으로 설정된 장애. 예를 들면 오후 8시에 자고 새벽 4시에 일어나는 것. 일반적으로 나이 든 사람들에게서 나타난다.

주기성 사지운동증(Periodic limb movements of sleep: PLMS): 하지불안증후군과 함께 자주 나타나는 증상. 다리(때로는 팔)는 밤새도록 움직여 잠재적으로 수면을 방해한다(이 경우에는 주기성 사지운동장애(PLMD)로 알려져 있음).

중추 신경계(Central nervous system: CNS): 뇌, 척수, 그로부터 이동하는 신경의 조합. 각성과 수면에 발생하는 모든 현상을 관할한다.

중추성 수면무호흡증(Central sleep apnea: CSA): 반복적인 호흡 중지가 일어나는 장애. 기도 막힘 때문이 아니라(폐쇄성 수면무호흡증처럼) 중추 신경계의 호흡 신호 고장으로 생기는 호흡 곤란 장애이다. 울혈성 심부전증과 아편제의 과도한 사용으로 나타나기도

하지만 원인이 완전히 밝혀지지 않았다.

지속형 양압기(Continuous positive airway pressure: CPAP): 연속적으로 가압된 공기 흐름을 사용하여 기도를 여는 기기(기도 부목과 같음). 주로 폐쇄성 수면무호흡증에 사용되며 가정 의료기 업체가 제공하고 보험 회사가 비용을 지불한다.

지연성 수면위상증후군(Delayed sleep phase syndrome): 체내 시계가 너무 뒤로 설정된 장애. 예를 들면 새벽 4시에 자고 오후 12시에 일어나는 것. 보통 젊은 사람들에게서 나타난다. 일반적인 치료법은 멜라토닌 복용과 아침에 햇볕이나 밝은 빛을 쐬는 방법이 있다.

코골이(Snoring): 상기도가 부분적으로 막혀 진동 소리가 나는 매우 흔한 질환. 폐쇄성 수면무호흡증의 경우에 생기지만, 모든 폐쇄성 수면무호흡증 환자가 코를 고는 것은 아니며, 반대의 경우도 마찬가지이다. 보통 등을 대고 자거나 술을 마시면 악화된다.

탈력발작(Cataplexy): 큰 분노나 웃음이 일어나는 상황에서 근긴장(muscle tone)이 떨어지는 기면증의 한 증상. 근긴장 소실은 손의 힘이 약해지는 것처럼 경미한 것도 있고 땅에 넘어지는 것처럼 심한 것도 있다.

특발성 과다수면증(Idiopathic hypersomnia): 기면증의 다른 증상(탈력발작, 수면마비, 입면시/각성시 환각) 없이 낮에 만성적으로 과도하게 졸린 상태. 야간 수면검사(수면다원검사)와 다음 날의 낮잠 검사(수면잠복기반복검사)를 조합하여 진단한다. 특발성이라고 부르는 이유는 (현재로서는) 왜 발생하는지 알 수 없기 때문이다.

페리틴(Ferritin): 체내 철분 함유량. 하지불안증후군(RLS)이나 주기성 사지운동증(PLMS)이 있는 사람은 페리틴 수치를 확인해야 한다. 메이요 클리닉에 따르면, 정상 범위는 남성 24~336, 여성 11~307이지만, RLS또는 PLMS가 있는 사람은 범위가 50~75이상이어야 한다. 철분제나 철분주사는 특정 음식과 마찬가지로 페리틴 수치를 높일 수 있다. 월경 중인 여성들은 수치가 낮게 나올 수 있지만, 만약 나이가 많은 여성이나 남성이 낮게 나오면 추가 조치가 필요하다.

폐쇄성 수면무호흡증(Obstructive sleep apnea: OSA): 자는 동안 호흡이 반복적으로 멈추는 흔한 장애. 대개 혀나 연조직이 목구멍 뒤쪽으로 떨어지기 때문이다. 간단히 수면무호흡증이라고도 한다.

피로(Fatigue): 졸음과 꼭 같지는 않은 피로를 뜻하는 용어. 수면문제, 우울증, 비타민 결핍 및 기타 질환을 포함한 많은 다양한 원인이 있다.

하악전방이동장치(Mandibular advancement device: MAD): 치아 상단과 하단 위에 착용하는 의료 기기. 취침 시 착용할 때 아래 턱(하악)을 몇 밀리미터 앞으로 '당겨주고', 목구멍 뒤쪽에서 혀와 연조직을 끌어당겨 상기도를 열어준다. 코골이와 폐쇄성 수면무호흡증 치료에 사용된다. 치과 의사가 만드는 고품질 버전이 있고(폐쇄성 수면무호흡증에 유용함), 온라인에서 구입할 수 있는 임시 버전이 있다(코골이에 유용함).

하지불안증후군(Restless legs syndrome: RLS): 다리(때로는 팔)에서 불편한 감각이 들어 잠들기 어려운 일반적인 질환. 종종 주기성 사지운동장애와 함께 나타난다. 'URGE'라는 약자로 알려진 네 가지 주요 증상은 움직이고 싶은 충동(urge) U, 불안(restlessness)을 느껴서 R, 이동(go)의 G(환자가 일어나서 움직이면 증상이 해결됨), 저녁(evening) E(증상이 문제가 되는 시점)로 구성된다.

히포크레틴(오렉신, Hypocretin(Orexin)): 시상하부에서 만들어져 각성상태를 조절하는 호르몬. 부족하면 기면증이 생긴다.

건강의학 솔루션 7

건강한 잠을 위하여
-당신의 수면을 이해하고 개선하기 위한 지침서-

초판 1쇄 인쇄 | 2019년 6월 5일
초판 1쇄 발행 | 2019년 6월 10일

지은이 | 다니엘 배론(Daniel A. Barone) · 로렌스 아머(Lawrence A. Armour)
옮긴이 | 최경은
발행인 | 강희일 · 박은자
발행처 | 다산출판사

주소 | 서울시 마포구 대흥로 6길 8 다산빌딩 402호
전화 | (02)717-3661
팩스 | (02)716-9945
이메일 | dasanpub@hanmail.net
홈페이지 | www.dasanbooks.co.kr
등록일 | 1979년 6월 5일
등록번호 | 제3-86호(윤)

이 책의 판권은 다산출판사에 있습니다.
잘못된 책은 구입하신 서점에서 바꾸어 드립니다.

ISBN 978-89-7110-564-1 04510
ISBN 978-89-7110-455-2(세트)

정가 15,000원

다산출판사 신간안내

건강의학 솔루션 ❶
잘못 알려진 건강 상식
오카모토 유타카(岡本裕) 저 / 노경아 역 / 236면 / 정가 10,000원

『병의 90%는 스스로 고칠 수 있다』의 저자가 식생활, 영양, 의료, 질병에 관한 각종 '상식'을 철저히 파헤친다. 당신의 건강에 확실한 도움이 될 책!

건강의학 솔루션 ❷
치매정복 −치매로부터 벗어날 수 있는 77가지 습관−
와다 히데키(和田 秀樹) 저 / 오시연 역 / 192면 / 정가 9,000원

계산력이나 기억력이 아니다! 치매에 걸리지 않는 뇌를 만들 때 정말 중요한 것은? 노년정신의학 전문가이자 국제의료복지대학 교수인 와다 히데키가 말하는 '뇌 안티에이징'

건강의학 솔루션 ❸
혈관이 수명을 결정짓는다
다카하시 히로시(高橋 弘) 저 / 이진원 역 / 200면 / 정가 9,000원

하버드대학 의학부 전 부교수이자 의학박사인 다카하시 히로시가 매일 간단한 식사법과 생활습관을 실천하여 2개월 만에 혈관나이를 젊게 되돌릴 수 있는 방법을 정리해 놓았다.

건강의학 솔루션 ❹
남성의 건강한 성을 위한 최고의 안내서
−전 생애에 걸쳐 성적으로 활기찬 삶을 영위하기 위한 비결−
더들리 세스 대노프(Dudley Seth Danoff) 저 / 정용숙 역 / 284면 / 정가 17,000원

그동안 당혹감과 침묵의 장벽으로 가로막혔던 주제에 대해 누구보다 진솔하고 따뜻하게 이야기하고 있다. 성인이라면 이성애자, 동성애자, 연인, 부부를 막론하고 읽어볼 만한 책이다. 저자는 명쾌하고 이해하기 쉬운 용어를 사용해 남성의 성 건강과 관련된 모든 측면을 다루고 있다. 저자가 지닌 비뇨기과 전문의로서의 전문지식과 풍부한 임상경험이 이 책에 고스란히 녹아 있다.

건강의학 솔루션 ❺
감염 −감염성 질환에 대한 한 의사의 놀라운 통찰−
프랭크 보덴(Frank Bowden) 저 / 김아림 역 /256면 /15,000원

에볼라바이러스와 지카바이러스, 항생제 내성이 화제에 오르내리는 시대다. 감염성 질환 분야를 선도하는 의사인 저자 프랭크 보덴은 우리가 밤잠을 못 이룰 만큼 심각한 주제들을 비롯해 대부분의 사람들에게 영향을 주는 일상적인 감염에 대한 놀랄 만한 통찰력을 보여준다. 이 책은 잘못된 믿음을 깨고, 최신의 의학적 발견에 대해 알려 주며 공중보건이 맞닥뜨린 커다란 문제들을 탐색한다.

건강의학 솔루션 ❻
갑상선 질환에 대해 당신이 알아야 할 것과 해야 할 것
파멜라 와티안 스미스(Pamela Wartian Smith) 저 / 배종현 역 /244면 /15,000원

20명 중 1명은 갑상선에 문제가 있는 것으로 추정되며, 갑상선 질환을 앓고 있는 환자들의 대부분은 여성이다. 설상가상으로, 갑상선에 기능 장애가 있는 사람들의 대다수는 자신들에게 이런 문제가 있다는 것을 인지하지 못하며, 일반적으로 진단조차 받지 않은 상태로 수년을 지내고 있다. 그동안 그들은 피로, 체중의 증가 또는 감소, 건망증, 불면증 그리고 과민 반응 등을 포함한 다양한 증상들을 경험한다. 이 책은 독자들이 일반적인 갑상선의 문제들을 확인하고 필요한 치료법을 찾을 수 있도록 해준다.

건강의학 솔루션 ❼
건강한 잠을 위하여 −당신의 수면을 이해하고 개선하기 위한 지침서−
다니엘 배론(Daniel A. Barone) · 로렌스 아머(Lawrence A. Armour)저 / 최경은 역 / 240면 / 15,000원

수년 동안 수면이라는 주제에 매료되어 온 저자가 이 책에서 이루고자 하는 목표는 자신이 배운 것뿐 아니라 날마다 그의 환자들과 나눈 이야기들 중 핵심 사항을 친근하고 읽기 쉬운 방법으로 독자들과 공유하는 것이다. 수면에 대해 무엇을 알고 있는지, 수면에 무슨 문제가 생길 수 있는지, 수면을 바로잡기 위해 무엇을 할 수 있는지 ―모두가 이해할 수 있는 용어로― 논의할 것이다. 아울러 수면장애를 겪는 사람들의 체험담과 이를 극복하기 위한 노력을 포함시켜 새로운 차원을 더할 것이다.

건강의학 솔루션 ❽
스트레스 & 번아웃
엘케 반 호프(Elke Van Hoof) 저 / 서경의 역 /　　면 /　　원

스트레스는 좋다. 우리는 모두 살아가면서 적당한 스트레스를 필요로 한다. 스트레스가 없다면 아무것도 성취할 수 없을 것이다. 그러나 스트레스에는 부정적 효과도 있다. 스트레스에 장기간 시달리는 사람은 병이 든다. 더욱 심각한 문제는 대부분의 사람이 전혀 자각하지 못하는 사이에 상태가 악화된다는 점이다.

이 책은 너무 늦지 않게 부정적 스트레스를 자각하며, 그 부정적 효과를 최소화하도록 도와준다. 이미 번아웃을 경험하고 있는 사람도 이 책을 통해 왜 이러한 현상이 발생했는지, 어떻게 하면 회복의 길로 나갈 수 있을지 통찰할 수 있다.

오른손에 논어, 왼손에 한비자 －현대를 균형 있게 살아가기 위한 방법－
모리야 히로시(守屋洋) 저(중국문학자) / 김진연 역 / 276면 / 정가 10,000원

'인간을 믿으며 살아가자'는 『논어』와 '인간을 움직이는 것은 오로지 이익뿐'이라는 『한비자』. 지금까지 우리 사회는 『논어』가 주장하는 '성선설'을 기반으로 운영되어 왔다. 한편 『한비자』가 주장하는 '성악설'에는 그다지 익숙하지 않아 그 엄격함으로부터 눈을 돌리는 사람도 있을지 모른다. 하지만 저자는 지금과 같이 격변하는 사회 속에서 "우리도 한비자 방식을 도입해야 한다."는 파격적인 발언을 한다. 이 대조적인 두 권의 중국고전으로부터 실천적인 삶의 방식을 배워보자.

1%의 원리
탐 오닐(Tom O'Neil) 저 / 김효원 역 / 216면 / 정가 9,000원

이 책에서 제시된 굉장히 실용적인 활동 과제와 실제 사례, 그리고 특별히 설계된 30일 과정은 당신이 1%의 원리를 일상생활에 적용하면서 삶을 온전히 누릴 수 있도록 도와줄 것이다. 매일 1%씩 작은 변화를 만들어 가면서 당신은 더욱 위대하고 영속적인 성공을 이루게 될 것이다.

현장론 －'비범한 현장'을 만들기 위한 이론과 실천－
엔도 이사오(遠藤 功) 저(와세다대학 경영대학원 교수) / 정문주 역 / 280면 / 정가 15,000원

'평범한 현장'과 '비범한 현장'의 차이를 밝히다. 현장의 능력 격차는 지극히 크다. 탁월한 현장력으로 갈고 닦아 경쟁력의 주축으로 삼는 '비범한 현장'의 수는 결코 많지 않다. 대부분의 현장은 되는 일도 없고, 안 되는 일도 없는 수준의 '평범한 현장'이다. 개중에는 기업을 파탄으로 몰고 가는 '평범 이하의 현장'도 있다. 필자의 문제의식은 여기에 있다. 어째서 현장의 능력 격차는 이토록 큰가? 어떻게 하면 '평범한 현장'을 '비범한 현장'으로 전환할 수 있을까? 그것이 바로 이 책의 주제다.

부자동네보고서 −부르주아 동네에서 펼쳐진 생드니 학생들의 연구−
니콜라 주냉(Nicolas Jounin) 저(전, 파리 생드니대학 교수) / 김보희 역 / 276면 / 정가 15,000원

이 책은 지배계층의 사회를 연구하며 펼쳐진 크고 작은 전투들을 신선하고 유쾌한 방식으로 풀어내고 있다. '상위'에 있는 자들이 '하위'에 있는 자들을 관찰하고 조사하던 익숙한 연구의 방향을 뒤집어보는 것, 이것이야말로 이 책이 던지고 있는 핵심적인 관점이다.

리더십의 철학 −열두 명의 경영자에게 배우는 리더 육성법−
이치조 가즈오(一條和生) 저 / 노경아 역 / 252면 / 정가 13,000원

리더의 발자취를 각자의 리더십 철학이 확립되어 가는 여정으로 간주하고, 그것을 이야기로 엮은 것이 이 책이다. 등장하는 리더는 열두 명. 각자의 여정은 무척이나 각양각색이다. 그러나 그 중 어떤 리더의 여정도 계획대로 순조롭게 진행되지 않았다. 정도의 차이는 있지만 누구나 성공과 실패의 시기를 모두 겪었다. 그래도 모든 리더십 스토리가 긍정적으로 끝나는 것은 그들이 아무리 힘들어도 희망을 잃지 않고 역경을 극복하며 여정을 지속했기 때문이다. 많은 독자들도 이 감동을 함께 느끼고 자신만의 리더십 여정을 시작하기를 진심으로 바란다.

섹시한 뇌 만들기 −애자일 마인드(Agile Mind)−
에스타니슬라오 바흐라흐(Estanislao Bachrach) 저 / 민지현 역 / 240면 / 정가 15,000원

『섹시한 뇌 만들기(The Agile Mind)』는 뇌의 잠재적 역량에 대한 당신의 생각을 바꾸어 줄 것이며, 동시에 창의적 사고를 개발하는 데에도 도움이 될 것이다. 뇌를 자극하고 정신세계를 넓히기 위한 방법과 기술들을 배우자. 지적 능력은 뛰어나나 창의력이 떨어지는 현대인들에게, 특히 주입식 교육을 받고 자란 한국인들에게, 잠재되어 있는 창의력을 어떻게 하면 배가시킬 수 있는지를 흥미롭게 보여준다.